コロナウイルスは本当に敵なのか

身体を人工化するのではなく、
自然回帰の方向に解決するための
思考法

安井 誠

ヒカルランド

はじめに

コロナ禍が始まってからちょうど三年になります。この間、僕たちの整体道場でもどうしたらいいのだろうかとずっとコロナのことばかり考えてきました。どうしてコロナの検査も診断も治療もワクチン接種にも関わっていない、医療機関でもない整体道場がコロナ対策のことに口を出すのかといえば、この三年間で世間で行われてきたこと、奨励されていること、これからも続きそうなこと、つまりはそういったウイルス感染対策や薬で熱を下げる治療やワクチン接種といったものが、何か的外れなのではないかと少なからず思っているからです。これは整体道場に限らず、ヨガでも気功でも「薬に頼った病気治し」とは関わらずにボディワークによる健康指導をしてきた人たちは、コロナに感染して経過した人たちよりも、感染対策をして回避した人たちの健康レベルが下がっていることを痛感して疑問に思っているのではないかと思います。

僕たちは、病気を治すことを目的として身体を整えているのではありません。しかし、筋肉がきちんと伸び縮みすること、骨格が自由に動くこと、神経が緊張することとゆるむことに偏りがないことといった基本的なことを見直していくと、身体には二次的なことが起こってきます。

筋肉が伸び縮みする力を取り戻すと血行が変わります。骨格の可動域が広がれば身体全体の伸縮の幅も広がるので内臓や器官の働きも変わります。こういった各系統の動きが良くなることと神経がきちんとすることで、身体全体が有機的に統合した働きを作り出していくようになります。身体の働きが良くなることは、汗がかけて呼吸が深くなることです。しっかりと熱を生み出して速やかに排出できる身体です。それが生命としての強さです。

こうした身体全体の働きが良くなっていくことでさらに副次的なことが起こります。心に安心感が生まれ、人のことを気にかけたり気にかけられたりといった他人とのつながりができてきます。

そして自然環境とのつながりが強くなります。人が生きるという生命の働きが持続しているのは、人が何かを捨てて何かをもらうという交換の働きの中にあるからです。人の身体が捨てているものを受け取ってくれているのは自然界です。生きるために必要なものを与えてくれるのも自然界です。現代人はそれをお金で買うものだと思ってしまっているので起きていることが見えなくなっています。そして人の心が捨てるものを受け取ってくれるのと与えてくれるのは他人です。そうやってスムーズな交換作用の中に生きるときに人は心身ともに安定します。そのような状態を僕たちは「気の通った身体」と呼んでいます。

身の回りに確かにあって身体のあり方を決めているけれど目に見えずに捉えどころのないものを昔から人は「気」と呼んでいました。「気」は周りの人たちとも感応しますし、自然環境とも響き合って自分とつないでいます。人は自分だけで存在することはできないのですが、気が通れば身体は確実に良い方向に向かうし世界も変わります。


このような、気の流れを整えるという視点で身体のことを観てきた僕たちにとって、この三年間に起きたことは目を覆いたくなるようなことばかりです。コロナウイルスに感染した人が解熱剤で熱を下げた場合、発熱の症状は止まりますが気の流れは感染する前よりも滞ってしまっています。ワクチンを使えばウイルス感染は免れるかもしれませんが身体は鈍くなってしまいます。ウイルスに感染しないようにと対策をやりすぎている人は他人を恐れて疑っているので、自分を守るつもりでやっている感染対策で自分の気を殺してしまって不安でおかしくなっています。

「症状を治す」「感染を避ける」という目的は達成しているのですが、健康レベルが上がっていくときに起こるはずの他人や自然界と自分自身を結ぶ気の流れが、コロナ感染対策を真面目にやった結果、絶望的に断絶してしまっている人が大げさではなく大量生産されてしまっているのです。これでは、コロナ感染を避けても後でもっと別の病気になっていくしかありません。

実は、このような流れはコロナ禍から始まったことではありません。昔の人は気の流れを観て生きていましたが、この百年くらいの急激な文明の進化と近代化で人の身体と自然界は人工化に向かってしまいました。昔は気が通れば病気は終わったのですが、身体を人工化して自然界から隔絶させる方向に向かっているのが現代の治療です。これはこの百年間の人類の風邪のひき方の変化を見ればわかることです。熱を出し切って汗をかける身体になって終わるのが本当の風邪のひき方です。それが途中で症状を止めることで気の流れを止めてしまうことが治療だと思うように変わってきてしまっています。それは身体の人工化に他ならないことです。

健康レベルの低かった人の身体が快方に向かうとき、人はたいてい風邪をひきます。そして高熱を出し切って汗をかくことで身体は弾力を取り戻すのです。つまり、整体で身体を整えることのゴールは風邪をひいて熱が出せて汗がかける身体になることです。それは、人工的な環境の中で自分自身の身体に備わっている力を見失っている人に、整体の技術は戻るべき方向を指し示すだけであり、最後は風邪という自然治癒力によってその人の身体を天然自然の働きの中に帰すことです。こういう観点で人の身体と風邪の関係を観ていると、風邪をひくことは恩恵以外の何ものでもありません。しかし、風邪をひいたときに薬物で治療したり発熱を冷やして下げてしまうと身体に弾力はもたらされません。それどころか風邪をひく前よりも弾力が失われて身体は人工的な感じになってしまいます。薬は症状を抑えてくれますが、そのことによって健康レベルは下がり、自然界との気の交流が断絶してしまいます。

コロナウイルス感染対策が間違った方向に進んでしまったのは、人類が医薬品を手に入れたこの百年間で風邪のひき方と経過のさせ方を間違い始めたからです。しかし、風邪をひいたときに薬を使うべきではないことはほとんどの人が知っています。それでも薬を使ってしまうのは、資本主義の社会で競争に勝つためには薬で身体をコントロールできればとても都合がいいからです。

風邪のひき方と経過のさせ方について考え直すことこそがコロナ禍を考えることです。コロナウイルスの出現は、人の身体という自然を人工的な方向に向かわせてしまって本当にいいのだろうかという問いかけに他なりません。

目次

第1章　整体道場で起きていたこと

第2章　もうひとつのウイルス観

第3章　気が通るということ

第4章　コロナウイルスは本当に敵なのか

第5章　ワクチンの是非について議論する前に考えてみたいこと

第6章　本当の問題は何なのか

カバーデザイン　重原　隆
編集協力　宮田速記
本文仮名書体　文麗仮名（キャップス）

序章

ウイルスが敵ではない可能性を考える

いま、私たちの世界は、コロナウイルスといういままで誰も経験したことのないものによって混乱しています。しかし、これは、現在この世界に生きている私たちが自分の人生で経験したことがないだけであって、人類は過去に同じようなパンデミックを幾度も経験して乗り越えてきました。その過去の経験が私たちの身体の遺伝子に蓄積されているのですが、現代に生きる私たちは、いまの自分自身の身体でそれを経験していないので、頭の記憶にはないし、意識はこの事態にどう対処すればいいのかがわかりません。しかし、身体には先祖代々の記憶が刻まれていて、人の身体はウイルスが何であるのかをよく知っています。つまり、意識ではどうすればいいかを考えてもわからないけれど、無意識ではウイルスとの付き合い方をわかっているのです。

頭で考えることをせずに身体が覚醒していることで物事を理解し把握することは、生き物としては理想的なことです。人はそれを悟りと呼び、昔からその状態に至るべく修行に励んできました。しかし、身体が本能的にわかっていても、それは言葉にはなりません。科学が万能となった現代では、言葉にならず頭でわかっていないことは、何もわかっていないこととされてしまいます。

コロナ禍が長く続くと、知識人からは政治家の無策を指摘する声が聞こえてきます。しかし、これらは頭で考える世界の中での会話です。ウイルスのパンデミックは人が何かを考えてどうこうできるものではありません。それに、科学的にはコロナウイルスのことはまだよくわかっていないというのが本当のところで、わかっていないものを頭で考えてなんとかしようとしている世間のコロナ対策を見ていると、「なんか、へんだな」という感じがしてしまいます。

妊娠中の女性や育児中のお母さんや子どもたちのように、生き物として本能的になっていたり、自分が自然界の一部であることを感じながら生きている人たちにはその違和感が感じられるようなのですが、エアコンの効いたオフィスのパソコン画面に映し出された世界の中で、資本主義の競争に勝つために忙しく仕事をこなしながら生きている人たちが、世間のコロナ対策に違和感がないのも普通のことです。

コロナ禍は、人の頭でいくら考えてもわからないことがあることや、自然界には人智ではどうすることもできないことがあるのだということを人類が認めるいい機会だと思うのですが、古代の哲学者が言ったように、人間は、自分がわかっていないことがわからない生き物です。

「自然に任せる」という発想を人類はまだ発見していないのです。コロナウイルスと人間の無意識という自然界のものが共同で何をしようとしているのかわからないまま、それを阻止する対策を頭で考えて進めようとしているので、この先で起こる心配事は、当然ながら、人体と生活環境をやりすぎた形で人工化してしまうことです。


「人新世」という言葉を作って地球環境が新しい時代に突入したことを宣言しなければならないほど人間は地球を人工化してしまいました。人間が、世界が良くなっていくことを本気で願って必死に人智を尽くし、環境を最適にデザインしようとしてきた結果です。

コロナ禍の中でも、ワクチンや解熱剤で人体を最適なものにデザインしようとしているわけですが、それが暴走だとしても、人工化をどこまでやったらやりすぎなのかに気づくための物差しがありません。「謙虚さが必要」とはよく言われます。しかし、自然界が何を行おうとしているのかをわかっていないということが人間にはわからないのです。

ウイルスを撲滅することができないということは、もう誰もが認めていることだと思いますが、もし、科学技術でウイルスの撲滅が可能なら、「本当にそれをしてもいいのだろうか」ということはあまり考えられずに、それはされていたのかもしれません。そして、ウイルスが撲滅できないので、今度は自分自身の身体にワクチンを入れ始めたわけですが、これが後世になって天下の愚行だったと言われる可能性があることは否めません。

いずれも、頭で考えられた対策というものは、やりすぎの傾向があるだけではなく、自然界から離れて人工化に向かうのが特徴です。

「アオムシ問題」とは

アオムシは、自分がこれからサナギになって、それから蝶になっていくことを知りません。知っていたら怖くてしょうがないと思います。何も知らないまま、自分の内側から変化が起こって、その内側から湧き出てきた得体の知れない力によって自分自身が勝手に変わってしまいます。

顕微鏡は、自然界ではあり得ない倍率でものを拡大して見せてくれます。超拡大してものを見ることは時間の密度が変わることです。顕微鏡で見る世界の速度は現実の世界とは違います。顕微鏡でものを見ることは、今までとは違った世界を導いてしまいます。

もしも、アオムシが文明を手に入れたらどうなるでしょう。いろいろなことを知っていくわけですが、顕微鏡を手に入れたときから文明化の速度が飛躍的に上がります。時間の密度が変わると、自然界のスピードで起きていることは置き去りにされてしまいます。

文明化したアオムシたちは、季節が変わっていくときに仲間たちの身体が動かなくなっていく病気に襲われてうろたえ始めました。アオムシたちは知性を獲得したもののサナギに変化することをまだ経験したことがなかったからです。時間の密度が高くなったために文明化の速度が急すぎて、自分たちがサナギに変身するものだということを、まだ知らなかったのです。

「このままでは、オレたちは全滅してしまう」

そう考えた知的なアオムシたちは、謎の病気に対抗する薬を急ごしらえで用意し、謎のサナギ化は阻止されるようになりました。こうして知的なアオムシたちは蝶になることを知ることも、生殖を経験することもなく、「謎の病気に打ち勝った、もう、安全だ」と言ってアオムシ生活を続けることができました。

科学の目でものを見ると、何かがわかると同時に、自然界の何かが見えなくなります。見えなくなるとは、わからなくなるということですが、それは、わからないことに気がつかなくなってしまうということでもあります。科学が進歩することと自然界のことがわからなくなることが、同時に入れ替わりで加速度的に起こることが、「アオムシ問題」です。

人間の進化とウイルスとの関係の歴史において、今回のコロナパンデミックで人類が初めて経験することがあります。それは、ウイルスからの干渉を拒否しようとしているということです。昔の人たちも、「なんとかしなくては」という気持ちはあったのでしょうが、相手が目に見えないので、数千年だか数万年間はウイルスにされるがままでした。それが、電子顕微鏡と化学薬品とハイテク医療によって初めてウイルスとの関係の拒否が可能になろうとしている時期に私たちは居合わせているのです。そして、それをしてしまったことが人類の将来にどんな影響をもたらすのかについては、まったくわかっていないはずです。

それは、ワクチンを接種した影響のことではありません。ワクチンを接種したことで身体に起きた問題については、すでに多くの人が問題化しているので、これから議論が重ねられていくでしょうから、それはいいのです。そうではなくて、まだ誰も気づいていないのか、探究の対象にもなっていないもっと大切なこととは、数千年前から前回のパンデミックまでと同じように、今回のコロナパンデミックもワクチンや解熱剤やその他もろもろの抵抗策を行わずにコロナウイルスからの干渉を受け入れていったなら、人類の身体はどのように変化したのだろうか、ということです。このことが、コロナ禍の現在、人類が最も真剣に探究しなければならないことです。

ウイルスと関係を持つということは、ひと言で言えば、身体が変化するということです。死者が出るという負の側面ばかりが強調されてしまいますが、パンデミックは人類全部が新しい次元に移行するために起こるものです。

そのことを目撃するには時代が変わるのを待たなければなりません。

科学はそれを待つことをせずに薬の開発を急ぐだけです。しかし、その選択をおかしいのではないかと感じている人は少なくありません。

そのような自分自身の人工化に違和感を感じてしまう人たちがコロナ禍の終息をどのようにイメージしているかというと、それはもちろん自然回帰の方向なのですが、それを説明するには科学とは違った言葉が必要です。それは、「調和が破られれば修正するものが現れ、それが役目を終えて去った後には、また秩序が回復している」というようなことです。この言葉に理はありますが対策はありませんから「どうすればいいんだ」と考えている政治家たちには響きません。科学的な根拠もありませんから、頭で理解しようとする人たちにもつかみどころがありません。

人は、頭で考えた理屈で生きることもできますが、本能に従って生きることもできます。それから、自分の身体を人工化していくのか、自然回帰の方向に向かうのかも選ぶことができます。そしてもうひとつ、コロナウイルスが出現した理由について考える姿勢にも二択があります。原因は自分たちの方にあるのか、そうではないのか、ということです。

人類には何も非はなくて、コロナウイルスが偶発的、もしくは一方的に現れて人類を襲い始めたと考えるのだったらコロナウイルスは人類の敵です。それならば、身の回りに消毒薬を撒いて感染者を疑い、我が身にも殺菌剤を振りかけながらワクチンを打ち続けてコロナウイルスが撲滅されるまで戦わなくてはなりません。

しかし、人類がやってしまっていることに少なからぬ問題があって、コロナウイルスはその結果として、あるいは、それを修復するために現れたのだと考えることができるなら話は簡単です。自然の成り行きに身を任せればいいだけだからです。

そして、人類がやってしまっていることに問題点が見つけられないというのなら、どうかしています。20世紀までの地球環境の破壊による大気と水と食品の汚染はその準備でした。

21世紀になって急速に社会のＩＴ化が進んで電磁波のダメージと情報過多による神経の混乱は日常化し、スマホの普及に至って人類の身体は歪《ゆが》んでしまいました。そして、コロナウイルスが登場する前の数年間は、気候変動による地球温暖化の影響が人体にもはっきり現れてきたところでした。こんなに短期間での気温の上昇と急速な環境の変化に人体の方がついていけないことは明白です。

そのタイミングで出現したのがコロナウイルスです。気候変動と社会環境の変化についていけないことで歪みが起こって、人類の身体が変化を迫られているそのときに、過去の歴史でも人体を変化させてきたウイルスのパンデミックが起こっているのですから、これらは関係があると考える方が自然ではないでしょうか。

しかし、そんなことを言ってくれる科学者はほとんどいません。実際にいれば肩身の狭い思いをしているでしょう。科学は、神を追い出すことで現在の信用を手に入れたからです。でも、自然界にはやっぱり科学では説明できないことがあるということを突きつけられるときがあるのですが、科学的であろうとする時に陥りがちな即物的発想を脱して、自然界で実際に起きていることはもっと柔軟であることに気づくには、神秘的体験のようなきっかけが必要なのかもしれません。そのようなきっかけは、本当は、日常にあふれているのですが。

「科学の神」と「自然界の神」と「資本主義の神」

家庭菜園をやっていると、大切に育てている作物には何かをしてあげたくなります。それでこのとき、堆肥《たいひ》としてはまだ未熟な有機物を作物の近くの土中に埋めるということをしてしまいがちです。すると、良からぬことが起きるのですが、本人は良かれと思ってやっているので、自分のした過ちに気がつきません。埋められた有機物から出たガスが、土中で行き場がなくなって菜園の作物に中毒症状が起きるのですが、このときに大量の虫がその作物に集まってきます。目に見える出来事は虫の大発生だけですから、自分のしたことに気がつかなければ、「私の大事にしていた作物が突然たくさんの虫たちに襲われた」と思うばかりです。そして殺虫剤を撒いて、「科学の力で私の作物たちを守ることができた」と思います。

これは、今のコロナ禍とその対策の姿にそっくりだと僕は思います。調和の乱れに気がつかず、目先の出来事を解決するために暴力的に強力な科学的方法でねじ伏せるのですが、それは解決どころか混乱を深めることにしかなりません。

しかし、土が汚染されたために作物が中毒を起こしているのだという乱れが最初に見えたなら、大発生した虫たちは毒素の溜まった葉を食べてくれているのであり、虫たちが集まる理由は全体の調和を取り戻すためだというふうに見えてきます。少しの乱れに対してもすぐに何かが反応してくれる自然界の精緻《せいち》な働きの中に自分たちは生きているのだということを感じたとき、その働きを言い表す言葉は『神』になると思います。科学が神に取って代わった時代にあって自然界の働きの中に神を見つけることは、困難だけれども大事なことかもしれません。

しかし、現代には、科学と自然界の他にもう一つの神がいます。資本主義です。

家庭菜園だったら虫を放置して眺めていることもできます。そうやって、「混乱の中に修正するものが現れて秩序を取り戻していく」という自然界の働きの中に身を浸していると、神を感じずにはいられません。人によっては、これこそが神秘体験となります。

しかし、大規模農場を経営する農業者にそんなことを感じている余裕はありません。そもそも、収量を増やすために化学肥料を投入したところで混乱はすでに始まっているので虫がきてくれるはずなのですが、虫がきたところで神を感じて自然界の神秘に任せていたら、次にやってくるのは破産です。だから、背に腹は代えられず、殺虫剤を使って大発生した虫を一掃します。こうして、自然界の神秘に出会う機会を逸してしまったわけですが、目に見えない混乱は逆に増大しているので、もっと大きな問題が新たにやってくるのですが、そうしたらまたもっと強い薬をもっとたくさん撒けばいいという話になります。

　これは、農業者に限らずサラリーマンでも経営者でも、すべての資本主義の競争の中に生きる人たちに言えることです。科学の力で自然界の神を殺さなければ資本主義の競争に生き残れないのです。


　現代には、科学と自然界と資本主義の三つの神がいて、それぞれの神を信じている人たちがいます。お互いに自分の信じている神と違う神を信じている人に対し「いい加減に目を覚ませよ」と思っています。これは不毛な状態です。そもそも、昔から人類は一つの同じ神に違う名前をつけて、自分の信じる一神教だけが本物だといって数百年も戦争を繰り返しているわけで、それはいまも終わっていないのですから人類がこんなことを議論したってダメです。

　そして現在は、科学と資本主義の二つの神が手を取り合うことで世界人口の過半数を占める信者を獲得して地球上での安定した連立政権を維持している状態です。これがコロナ禍においてワクチンや解熱剤といった化学薬品を武器にしてコロナウイルスを撲滅するべく戦っていく基本政策の方針を導いているものです。これではコロナウイルスというものの核心はわからず、コロナウイルスによってもたらされたかもしれない人類の自然な進化の形を見ることもなく、化学薬品に頼り切るしか将来への道を見つけられなくなって、医療費の増大を招く方向が科学の発展と経済成長だと歓迎されてしまうような世界が導かれています。

「それのどこがいけないんだ」という声はすでに聞かれそうなところまで事態は進んでしまっていると思います。どこがいけないのかと言われれば答えははっきりしていて、このままの方向に身を任せていたら人間の身体が人工物になってしまう点です。

「それのどこがいけないんだ」という声がさらに聞こえたら、こちらはもう黙るしかありませんが、スマホを手放せなくなっているのは、もう、そうなってしまっているのかもしれません。

政策がおかしいとか、誰かが裏で良くないことを企んでいるとかではなくて、科学の神と資本主義の神が手を組んだら、もう人間には制御できないとんでもない化け物になってしまうのです。

人間の身体の人工化には違和感を感じる人が多いと信じていますが、科学と資本主義に抵抗するのは簡単ではありません。科学を否定するには、それを科学的に証明しないといけないのですが、そんなことは一般人のするべきことではありません。資本主義を否定するというのは、イデオロギー的闘争のことではなくて個人の生き方のことであり、物欲を抑えて主体的に働く仏教的な生き方のことです。それは禁欲的であることではなく、自然界からの恩恵をしっかり享受するということです。

科学と自然界と資本主義の神がいるこの世界のバランスを取り戻そうとするなら、求めるべきことは自然界の神と出会うことです。そして、神秘体験が自然界の神と引き合わせてくれるものなのですが、雷に打たれて臨死体験をするというような奇跡は万人の身に起こることではありません。ただし、誰もが経験できる神秘体験があります。それは、風邪をひくことです。

風邪をひいたら、病院に行かず、薬も飲まず、ウイルスのしたいように我が身を任せるのです。高熱が出て、汗をかいて、きちんと風邪が経過すれば、生まれ変わったように身体が変わっています。ありきたりのことに思えますが、これこそが神秘体験です。

自然界の神とともに生きている人は、すでにこのことを経験しています。経験済みの人には特に何も起こりません。しかし、科学の神を信じている人の中には、薬で治さなければ風邪は治らないものだと思っている人がいます。それから、資本主義の神を信じている人たちは、仕事が忙しいので風邪をひいているヒマなんかないと思って薬で止めているはずです。こういう人たちが風邪をひいたときに薬で経過を乱さないで、自分の身体で苦しんで自分の力で乗り越えたとしたら、今までに経験したことのないような変化が自分の身に起こります。

風邪をきちんと経過したことのない人が世の中にはたくさんいるようです。その人たちが風邪をきちんと経過した時に、それが神秘体験となって自然界の神への目が開かれます。そして、本当の風邪の経過を知ることは、コロナウイルスを理解することにつながっていきます。

古典的療術は科学による人体の人工化を見直すための切り口

僕は、自然健康道場と呼んでいるところで整体の技術を使って人に健康指導をしている者です。僕は医師ではないので薬を処方することはできないし、整体道場は治療院ではないのでこちらが病気を治してあげることはできません。身体に異常が起これば病院に行って薬物で治すという発想が当たり前となった現代の日本人にすれば、そんな時代遅れとも思えるような整体道場なんかでいったい何ができるんだと思うほうが普通だとは僕も思いますが、世間には薬物に頼らない身体の整え方を模索している人はたくさんいて、「こんなやり方をしている人がまだどこかにいるはずだと思って、ずっと探していました」と言われることも珍しくありません。そして、その人たちは整体を昔ながらの方法と知っていながら時代遅れのものとは思っていないようです。

そもそも、整体は本当に古いものです。日本人は療術と呼ばれる、手を使って相手の身体を整える方法を昔からずっとやってきました。当たり前の話ですが、西洋医学は後から日本に入ってきたものです。それは、江戸時代に日本に入ってきた蘭学のことではなく、化学薬品の発明から飛躍的に発展して現在に至る医療のことです。

明治、大正、そして昭和の中期まで日本人にとって手技、療術は当たり前のものでした。それが全国的に西洋医学に切り替わったのは第二次大戦で敗戦したためです。アメリカに占領されたことにより、それまで日本固有の在来種であった療術はすべて外来種の西洋医学に駆逐されていったわけですが、GHQの指導だけではなく、西洋医学の武器である化学薬品がもたらす即効性と、目に見えるほどの効果の高さが、日本人が西洋医学を受け入れていった理由だと思います。

ちょうど、幕末に刀を持っていた侍が銃器や大砲に敗れて姿を消していったように、日本古来の療術も西洋医学の化学薬品の力に太刀打ちすることはできませんでした。

しかし、今になってわかることがあります。刀剣は美術品であり芸術作品でもあって眺めていれば心が落ち着くものですが、ピストルが自宅のリビングルームに置かれていたら気持ちは落ち着きません。刀鍛冶の技術が伝承され存続していくことは私たちの文化ですが、武器製造会社の繁栄を阻止することは市民の良識です。そして、刀を扱うには己の身体が整っていることが求められるので、自分自身が洗練されていきますが、ピストルは努力をしなくても相手に勝てるように設計されています。それから、刀を差した武士が往来した江戸の街は平和でしたが、市民がピストルを携帯している街があったらそこに平穏はありません。これで、どうして銃器が刀に優っていると言えるのかと思います。強すぎる武器に頼ることが人間性を損なわせることになったわけですが、それは医療の選択でも同じです。

「医は医なきを期す」という昔の言葉がありますが、昔の療術は、薬を使わないので病気と戦うこともなく、身体を整えるしかありませんでした。だから、整ったときには本当の意味で身体が良くなっていったのです。しかし、現代の医療は武器である化学薬品が強くなり過ぎてしまいました。病気は退治できたけれど元気ではない、そんな人が増産される時代になってしまいました。それは武器が強くなり過ぎてしまったために、肝心の人間の方が萎縮してしまっているからです。文化としてのバランスを失っている状態に他なりません。

化学薬品の発明と同時に現代医療は飛躍的な進歩を遂げました。しかし、そのことで人類の健康レベルが上がったとは到底思えません。下がったと言い切ってしまっても差し支えないように思います。平均寿命が延びたとか、乳児の死亡率が下がったとか、感染症や病気が薬の開発で克服できるようになったとか言われます。しかし、五十年前、百年前の人間の方が元気だったことがわからないのなら、それは人を見ないで統計の数字だけを見ている人です。バッハやモーツァルトやダ・ヴィンチのようなハイレベルな人間が現れなくなってしまったのですが、それは、天才がいなくなったというより人類全体が元気を失くしているということであります。原因として考えられるのは、人類を取り巻く環境の人工化であり都会化です。

人は、野生動物から家畜に向かって進んでいるということになりますが、それは人間が矮小化《わいしょう》していることであり、その直接の原因は、強力な薬で病気を止めていることです。子どもの頃から病気を経験しないようにして大人になっているので、身体の弾力の幅が小さいのです。器が小さくなる方向に向かっているということです。

「こんなことでいいのだろうか」「何かがおかしいのではないだろうか」と考える人はたくさんいるのですが、それでは、医療以外にどんな方法があるのだろうかと考えても、何も思いつかない人が普通です。現代に生きている私たちのほとんどが、この世に生まれた時からすでに周りは西洋医学一色でした。だから、薬を使ってなんとかするのが当たり前だと思ってしまうのです。しかし、それはほんの八十年近く前の終戦直後から始まったことなのです。化学薬品の歴史にしても百年くらいのもので、それは人間の歴史からすれば、ごく最近のことです。つまり人間は、ずっと薬なしで人生を全うしてきたのですが、現代には、自分が薬なしで生きていけると思っている人はほとんどいません。今の医療のおかしさとは、「薬なしでは生きていけない」と思ってしまう人を作ってしまっていることだと僕は思います。

科学的な態度とは

整体では何をしているのかというと、相手の身体に手を当てて気を通し、気の流れを観て身体の状態を判断しています。このようなやり方は、昔の日本人には当たり前のことでしたが、西洋医学に座を譲った現代では非科学的な迷信のように思われてしまうこともあります。

しかし、人間の手の感覚が機械で測定するよりも精度が高いこともあるのは周知の事実です。熟練した職人の仕事や、楽器を演奏したり、芸術家たちがその手で成し遂げていることを見てもそれは明らかなことです。僕たちは、訓練して得られた自分たちの手の感覚による識別に確信を持っていますが、それは熟練工の手というよりも本能に近いものです。それは、生命に向き合ったときにわかる、自分の中に元からあった本能です。だから、普通のお母さんたちでも、我が子に危機が迫れば手で触ってそれを感じることができるものなのです。直感にもとづく確信こそが生命的な本能です。

しかし、いくらこちらに確信があってもそれを証明することはできません。気の流れを手で感じたものなんて主観的な感覚であって、いくら確信があると言ってもそれは状況証拠のようなもので物的証拠は何もないではないかというわけです。最近流行っている言葉で言えば、エビデンス（科学的根拠）がないということです。西洋医学は科学によってできていますから、エビデンスがあることばかりで出来上がっています。整体は今ほど科学が発達してなかった時代のものですからエビデンスなんてありません。しかしそれで西洋医学は科学的であり、整体は非科学的だというのは違います。それどころか、僕は整体の方が科学的なのではないかとさえ思っているのです。なぜなら、整体は科学ではまだ解明できていないことをわかろうとしてそれに向き合っていますが、西洋医学は科学でまだ証明できていないことは無視しているからです。

医師を含めて科学者の立場の人が自分の意見を正当化するために、「これはエビデンスだ」という言い方をするのが流行っています。その言い方をする人は、世の中のことを科学的なことと非科学的なことに分けることで間違いを排除していこうとしているわけですが、それは科学的に正しい態度とは言えません。エビデンスは部分的には真理ですが世界全体の現象を包括するものではないからです。あいまいなものを排除して、科学的に解明されたことだけを集めていけば、もやの晴れたようなスッキリした世界が構築できると思っているようなのですが、エビデンスのあるものだけしか認めなかったら世界は歪んでしまうのです。

現実の世の中は、科学的なものと非科学的なものに分けられるのではありません。この世の中は、科学的にすでに解明されたことと、科学でもまだわかっていないことの二つがあるだけです。世の中には、科学では説明できないし、科学の力ではどうすることもできないことがまだ存在するのだということを認めるのが正しい科学的な態度です。この二つがあることを認めることで世界に対する正しい把握ができるようになります。

科学の本質とは、わかっていないことがわかるようになるということです。まだわかっていないことが科学には必要なのです。世の中のことがすべて解明できてしまったら科学はその役目を終えて意味を失います。でも、そんなことはありません。世の中にはこの先ずっと、わからないことが存在し続けます。だから、エビデンスのあることしか認めないという人は、いつまでも世界の一部しか見ていないのです。だって、エビデンスを得られていない現象の方が、世界にはまだまだ多く存在しているのですから。

この「エビデンス問題」こそが現代の人たちを混迷に陥れている元凶のようにも思えます。

現代人はいつでも忙しくて、自分の頭で考えることができなくなっています。スマホで検索すればすぐに答えが得られるからです。そんな現代人たちにとって「エビデンスは正しい」という概念は好都合だし、すでにピッタリはまっています。自分の身体に異常を感じても症状をスマホに打ち込めば病名だけでなく必要な薬までがわかります。最近は、そのスマホを病院で医師に見せて「診断は結構ですから、この薬だけ出してください」と言ってのける強者までが登場しているそうです。もちろん、それでは薬は出ませんし、医師は、「身体を診断するというのは、そういうものではないんだよ」と言うと思うのですが、「エビデンスは絶対に正しい」というのが共通認識だったらその言葉に説得力はありません。それに、もしかすると医師と患者が同じサイトを見て判断している可能性だって否定できません。エビデンス問題に誰よりも先に突き当たるのは、「エビデンスこそが正しい」と唱えてきた街のドクターたちなのかもしれないのです。

だから、エビデンスは正しいのですが、その扱いには、ちょっと注意が必要です。それは、エビデンスの得られているものと得られていないものの差が激しいという問題もあります。

科学の進歩はいびつな形をしていて平均的ではありません。ものすごい進歩を遂げている分野と、どうしてこんなことがまだわからないんだというような分野が混在しています。外科手術はこの百年で驚異的な進歩を遂げて、ひと昔前だったら確実に死んでしまっていた人たちが助かるようになっています。

しかし、私たちにとってとても身近な存在であるはずの風邪の治療法となると、まだ何もわかっていないというのが真相です。昔と比べてちっとも進歩していないどころか、百年前の呪術師たちの方が、もっとマシな手当てをしていたのではないかと思うことさえ実在しています。

これは、にわかには信じがたい話だとは思いますが、僕の個人的な意見ではなく、本当は、すでに誰もが心ではわかっていることです。

「風邪には薬を使うのは良くないと思う」と誰もが言うし、自然に経過したほうがすっきりとした身体になれることも知っています。それなのに、病院の治療のほうにはエビデンスがあると思ってしまっているから言うことができないのです。

でも、風邪の治療に関してのエビデンスはまだ何もないのです。「薬で風邪は治療できない」というのがわかっている唯一のエビデンスなのですが、それなのに解熱剤やらの薬が出されるのも不思議議です。医師たちも、このことはもちろん知っていて、「自分や家族に薬は使わない」という医師は当たり前に存在します。でも、「病院に来る人たちは苦しんで困っているから薬を出してしまうのだ」と言います。

「みんな、もう、いい加減に目を覚まそうぜ」と思わずにはいられません。

風邪をひいたときにはどうやって経過させたらいいのかは、昔ながらの知恵があって、そのやり方もわかっているのに、そのやり方をすると野蛮人だと思われると思っているのか、世間とは違うことをするのは勇気のいるものです。

私たちは、こんなことばかりやっていて、風邪やインフルエンザをまっとうな形で経過することさえまだできない社会状況だったのに、そこへ、さらにわからないコロナウイルスが現れたのですから現在の混乱は必然です。でも、コロナ禍が始まって三年も経つと、いい加減、「この対策はおかしいのではないか」と思えることが出てきます。それは、相変わらず口に出して言うのがはばかられるようなものですが、あえてそれを言ってしまうと、

コロナ感染で死亡した人は、感染以外の要因が死因ではないか
コロナウイルスに感染して経過した人は、治療したから助かったのではなく、治療しなくてもよかったのではないか
感染対策は、無駄にやりすぎではなかったのか
ワクチンで、やっぱり、人は死んでいるのではないだろうか

こういったことを人々が思い始めているのですが、どれも口に出せないことばかりです。それを口に出すと社会的な立場が危うくなるとかいった心配もありますが、結局は医療側のエビデンスには勝てないのだと思って黙ってしまっています。

さっきも言いましたが、医療側のエビデンスはあるように見えるけれどもコロナに関してはないのです。そして、多くの人が口には出せないけれど違和感を感じてしまっている本能的な確信については、まるっきり無視すべきだというエビデンスもないのです。

『刑事コロンボ』を見ていると、「犯人が誰なのかはもうわかっていて、確信さえあるのに、状況証拠ばかりで、物的な証拠は何もない」というセリフがよくあります。

それは、何かがおかしいということがわかっているのだけれど、それを口に出して言うことができない現在の状況と似ています。でも、「王様は裸だよ」と誰かが口に出してしまえば、「やっぱりそうだったんだ」ということがわかってしまう時期が、もうそこまできています。

それは、心の中では人間の身体の人工化に納得できないのに、「そうするしか方法はないんだ」とエビデンスを突きつけられて黙るしかなかった状況を破るものになるのかもしれません。

第1章

整体道場で起きていたこと

初めてのコロナ感染者

コロナ禍の始まる前から整体道場では、ウイルス感染を恐れないようにと指導してきました。ただの風邪はもちろん、インフルエンザでもかかる必要のない人はかからないものだから警戒しすぎないようにと言ってきました。ウイルスに感染しても、それを経過して乗り越えられるような身体に整えていくことが整体操法でできる準備です。

必要のある人が、準備ができて、かかるべくしてかかった風邪は、出てきた熱を下げず、薬で止めず、経過を全うすれば、この上ない自然な形での自己修復作用となります。それは、おたふく風邪や麻疹、水疱瘡《みずぼうそう》なども同じで、経過の邪魔をしないで全うさせることは、子どもたちの年齢に合った身体の成長をもたらしてくれます。

だから、コロナウイルスは死に至ることさえあるけれど、ウイルス感染によって身体の変化を引き起こすことは同じですから、上手に付き合えば他のウイルスと同じような形で身体の修復に利用することもできるのではないかと思っていたわけです。

それには、コロナ感染者を触って観てみないとわかりません。

２０２０年に全国的に感染者が広まってきたときに、ラジオの国会中継で野党の議員が代表質問で「感染を拡大させないためには、感染者の隔離と感染経路の把握が必要なわけで、そのためには、感染したのに入院しなかったり隔離に応じない感染者は逮捕してでも隔離するという強硬策も必要ではないですか」と話しているのを聞いてギクリとしました。それまで、病院でインフルエンザと診断されても「薬は使いたくない」と言って医師に叱られている人や、おたふく風邪や水疱瘡にかかった子どもに「薬を使わずに経過させたい」と思っているお母さんたちが、自然な経過をさせたくて整体の手当てを受けにくるのはよくあることだったので、コロナに感染しても病院の薬物治療ではなく自然な経過を望む人はいるだろうなと思っていたからです。

今まで、病院の薬物治療を避けていた人たちは、反社会的なことをしているつもりはなかったのに、逮捕されるとなると話は違ってきます。しかし、そんな法案が非現実的なことは少し考えればわかります。感染者が増えたら隔離施設に全員を収容しきれるはずがないからです。

それにしても、そんな意見が野党の方から出たことが驚きでした。「そんなこと言われなくとも、それこそが我々のやりたかったことだ」と首相が思ったかどうかはわかりませんが、国家政府はいつでも国民たちを上から一方的に管理把握したがるために、病気に対する対応策が単一になってしまって、国民一人ひとりが自由に選べなくなることが懸念されるわけです。

これが工業製品だったら、規格からはみ出たものがないことが品質の安定につながるのですが、人間を含めて自然界の生き物というものは、多様化に向かうことが生命力が豊かであることです。近年のＳＤＧｓへの取り組みでも生物の多様性への関心が高まってきているときに、なぜ、国民全部、いや、世界人口のすべてに同じワクチンを接種させようという方向に政策が向かっているのかが不思議でしたが、野党と与党が同じことを言っているのですから他に選択肢はありません。

これは、ワクチンの危険性のことではなく（その話はまた別です）、全人類が単一の同じ対策をとるのが生物的に最も危険なことだということです。「いや、単一ではない、ファイザーかモデルナかを選べる」というのはとても悪いジョークです。地球規模のパンデミックで重要なのは、対策に多様性があることのはずなのに、国家というのはいつでもそれが嫌いなのです。

これは、政治的な話をしているのではなく、身体の免疫力とか自然治癒力といったものは下から湧いてくる力だということです。上から監視されたり管理されたりする力が強くなりすぎてしまうと、下から湧き上がってくるはずの自分の力がなくなってしまうのです。

コロナ感染者に手を当てても逮捕はされないことがわかったし、整体は休業要請の対象にもならなかったので、あとはコロナウイルスも風邪やインフルエンザと同じように上手に経過すれば身体を良くすることにも使えるのではないかということが興味の対象になったわけですが、初めて道場にやってきたコロナ感染者は、もう症状を経過したあとの人でした。ときは、一回目の緊急事態宣言が発令されていた2020年5月のことです。

その男性は、発熱したので検査を受けたら陽性反応が出てそのまま隔離入院となり、症状が治まったので退院して整体操法を受けにきてくれたわけです。「いやあ、ひどい目に遭いました」と話すその男性は、学校の教師を定年退職してから整体に通ってきていたのですが、胃がんを切り取ったり、肩と首は固まり切って呼吸器異常を起こしているようなひどい身体を数年前までしていました。学校の先生は、腕を高く上げながら黒板に板書をするので肩と首を壊す人が多いのです。その男性は肩を壊して動かなくなった状態のままさらに長年板書をしてきたことで、肩と胸の骨格が位置異常を起こして固まってしまって、肺や内臓を圧迫していくつもの病気を作ってしまっていました。でも、教師の仕事はもう退職したし、自分がやってきてしまった身体の酷使にも気がついて、今までの身体を変えるべく体操に取り組んだりしながら数年が経過したところでコロナに感染したのでした。

コロナ経過直後のその男性の身体に触れてみたときの僕の第一印象は、とにかく「身体が良くなっている」ということでした。

今まで腕を大きく回すと胸の動きがギクシャクするのを感じたのですが、何のストレスもなく腕がまっすぐ上まで上がっています。手首をつかんで腕を回した時に感じるのは今までにない気の通りの良さです。肩から肘を通って指先に抜けていく気の流れが良くなったのはもちろんですが、腰から胸、首を通って頭頂へと抜けていく上気道の気の流れが気持ちよく通ってしまっているのです。

こんな変化はいくら頑張っても体操では起きません。体操で筋肉を伸ばしたり骨格を揺さぶってゆるめるのが外から働きかけることで起きる物理的変化だとしたら、これは内部から質的に変わる化学的変化です。この変化の大きさに比べたら、意識的に起こそうとする物理的な変化は、キッカケにすぎません。風邪をひいてきちんと経過したときに起こるような内部からの化学的変化がコロナでも起こることが確認できたわけです。

このような変化は幸運の連続がもたらしてくれる偶然のように思われますが、本当はすべてが必然で起こります。

2020年の初期に重症化したコロナ感染者たちの目立った症状は呼吸器異常でした。

エクモと呼ばれる人工的に呼吸をさせる器械が足りないことがよく報道されていました。その教師だった男性も退職当時と同じように肋骨が固まって肺を広げられない身体のままだったら、エクモのお世話になっていたはずです。しかし、器械は人工的に呼吸を楽にしてはくれますが、肺を締めつけるように固まってしまった肋骨を動くようにはしてくれません。肋骨というのは、本来、呼吸とともに柔らかく広がったり閉じたりして動く骨です。失っていた動きを取り戻すことは自分の呼吸に合わせて動くようになることです。つまり、自力で呼吸の波を見つけてそれを大きくしていくしかないのです。だから人工的に器械でさせる呼吸は救急の場合の救命措置にはなりますが、身体を良くしていく観点から言えば自力の呼吸ができないわけですから邪魔なだけです。

教師だった男性は、高熱を出しながら、そうとう苦しい目に遭ったようなのですが、その呼吸器の苦しさに自力で数日間耐えたようです。「死にそうな目に遭った」と言うほどの苦しさの中に身体を変えてくれたものがあって、それが彼の呼吸器の動きを回復させてくれたのです。

2020年初期には、「コロナウイルスは呼吸器異常をもたらす」「感染した人は、呼吸ができなくなって死んでいく」と恐れられました。しかし、呼吸器異常の患者が目立ったその頃に、僕の道場の会員さんでコロナに感染したのは、前もって呼吸器系統の骨格に運動異常を持っていた、この教師だった男性だけなのです。これでは、コロナウイルスが呼吸器を壊すというよりも、前もって呼吸器系統に問題を持っている人の身体にコロナウイルスが呼ばれて呼吸器に過敏反応を起こさせ、呼吸器を取り巻く身体の運動系が変化すればウイルスの活動は終わると考えられそうです。そう考えることができれば、そのようになっていくものです。そして、身体が変化に耐えられないほど鈍くなっていれば、変化を乗り越えられずに死亡したり後遺症が残ったりするのではないかと考えてしまいます。

だから、呼吸器を変えるべく体操をしたりして努力していながら、いまひとつ身体改革に至らなかった男性が、そのタイミングでコロナに感染して身体が劇的に変わったことは幸運ではなくて必然なのです。

このような話は、医療の方からはなかなか認めてもらえません。状況証拠の話ばかりで物的証拠はなく、科学的根拠に欠けるというわけです。しかし、物的証拠はいつだってあるのです。それは、コロナ感染者の身体を、感染する前と経過した後で手で触って背骨の弾力がどう変化したのかを観察してみれば明らかなことです。誰も触らないからわからないだけのことだと思います。

何年も前に、その教師だった男性が定年退職して初めて整体道場にきてくれたとき、その身体に触った僕は、「この人の肋骨は強化プラスチックかチタン合金でできているのではなかろうか」と思ってしまいました。『ターミネーター』や『ブレードランナー』に出てくる人造人間を思い出してしまうほど骨格は固まりきっていました。その人が、人間らしい身体を取り戻すべく体操や呼吸法に励んでいて、その途上でコロナに感染して、きちんと経過したときに血の通った人間らしい身体を取り戻したわけですから、心が躍り出しても不思議ではないのに、その男性はなぜか、僕が「良くなっていますよ」と言っても心ここに在らずの状態で、自分の身体が良くなっていることがよくわからないようでした。そのことが不思議だったのですが、後日、彼の奥さんと話すことができて、その理由がわかりました。彼らは、コロナウイルスに感染したことを他人に知られることをひどく恐れているのでした。

「主人がコロナに感染したことが知られたら、私は今の職場にいられなくなってしまうだろうし、今の家に住んでいることもできなくなってしまうかもしれません」と話してくれました。そのことばかりが心配で、彼の身体がどんなに良くなっているかというこちらの話は耳に入らないようでした。

「日本は文明国ですから、そんなことは起こりませんよ」と思ったのですが、彼らがどうしてそんなことを考えるようになったのかというと、病院と保健所の指導だったそうです。

「あなたが感染者だということを知られるとどんな目に遭うかわかりません。だから絶対に秘密にしておいてください」

公的機関が恐怖をあおってどうするんだと思いましたが、2020年当時のコロナ感染者が世間から偏見の目で見られていたことは事実ですから、そういった指導もわからなくもないですが、その場を凌ぐだけの対策には次の後始末が必要になってくるものです。

「あなたが感染者だということは絶対に秘密にしておいてください」と言われたら、自分の存在を肯定できなくなっていって心身ともにおかしくなります。身体の症状は終わっても、その人の中でコロナ禍はずっと続きます。「コロナにかかってひどい目に遭ったけれども、最終的にはいいこともあった」というような物語にして終わらせないといけないのです。あの教師だった男性の場合だったら、「コロナのおかげで自分は救われた。コロナは救世主だ」と言ってしまえるほどのストーリーを見つけることもできたのに、本当にもったいないことです。

コロナウイルス感染症がなんであるかは、この最初の男性のケースに集約されているようにも思えます。コロナウイルスで身体が良くなることが可能であるのに、社会の目を気にしながら恐怖に包まれているので、起きていることを正確に把握できないのです。

しかし、コロナで身体が良くなることがあることがわかったので、これからの方針がはっきりしてきました。それは、コロナウイルスも風邪やインフルエンザと同じように関わっていけばいいのだと思えたということですが、それは、コロナが風邪やインフルエンザと同じだと言っているのではありません。コロナもインフルエンザも、うまく経過すれば身体を良くするものですが、悪くすると死に至ることさえあります。その違いを分けるものはなんなのかを考えていけばいいのだという点で同じだと思うのです。

無為の心がもたらす人智を超えた力

コロナウイルスに感染しても、死に至らず、後遺症もなく、その上、身体が改善して復活するという理想の経過を導くための要因を僕たちは、「気の通っている身体であること」だと思っています。「免疫力の高い身体ならコロナに感染しない」と考えている人が多いようですが、そのこととは話が違います。薬を常用していないことが条件ですかと問われれば、それは必要条件です。薬漬けになっていながら気の通った身体であるなど、ありえません。

気の通った身体とは、人のあり方のことです。身体の状態のことを細かくいうとキリがないのですが、身体から余計な力が抜けて、心が抑圧から解放された、風通しの良い状態のことです。周りとの響きがいいので、どうすればいいのかがわかるし、自分に必要なものは向こうからやってくるようになります。

ＡＩを駆使してコロナの感染経路や濃厚接触者を突き止めようとしていますが、そういうものに頼ろうとするから人間の勘がダメになって自然な経過ができなくなります。

自分がどうやって感染を避けるか、はたまた、いつどこでコロナに感染するべきか（！）には、自然界が用意した最適解があるのです。その解にアクセスできることが勘がいいことであり、気が通っていることなのですが、身体から余計な力が抜けていれば、その自然界からの力が天から自分に降り注いでいることが感じられるものです。天にあって私たちを導いているそれは自然界の意図かもしれないし、自然界の無意識なのかもしれませんが、間違ってもクラウドではありません。グローバル企業は、膨大なデータを集積することで人類の無意識が再現できると考えているようですが、それは地上の人間たちを操作することができるだけで、人間の自然界に属している部分には届くことのない幻想です。

人は太古の昔からこの自然界の力（命の動向を左右する力です）を手に入れようとしてきました。その力は「人智を超えたものである」ということ以外、長い間、何もわからないままだったのですが、21世紀になって人類は遺伝子を操作しだしたり、ＩＴやＡＩといった技術の進歩で、この力を手に入れられるような気になっています。しかし、ＡＩは人の意識の具現化に過ぎません。コンピューターの能力が飛躍的に上がったので、人間は自分たちの力が強くなったように感じていますが、それは、「試してみたい」という人間に特有の欲望が喚起されているだけで、ＩＴによるこれらのハイテク技術は、生命をいじり回すだけで、自然界の無意識の力には触れてさえいないのです。

人は、この自然界の力が「人智を超えたもの」であることを古代からわかっていました。だから、次は「人智の及ばぬもの」、つまり、「手を出してはいけないもの」であることを認めればいいだけだったのですが、そこを間違ってしまったわけです。

旧約聖書によれば、古代の人は天まで届くバベルの塔を築くことで、人には手の届かぬはずのものを人智の技術で手に入れようとしました。神の怒りを受けてバベルの塔は崩壊したわけですが、人類は21世紀になっても神の怒りを受けた理由がわからないようで、今度は科学の力で古代と同じことをやっているわけです。

本当は、人間は、自然界の力を、ただそのまま、謙虚な気持ちで、ありがたく受け取ればいいだけだったのです。その力をまだ見たことがなくて信じられなかったり、疑ってかかったり、人工的な方法の方がいいのではないかと思って余計なことをしてしまったから受け取れなかっただけのことです。

この奇跡の力を、誰でもわかりやすい形で我が身をもって経験できるのが、何度も言っていますが風邪をひくことです。風邪は、疑いの心を持たず、我が身をウイルスのなすがままに任せて経過できると、自分自身が生まれ変わったような恩恵を受け取ることができます。それは、「人智を超えた力」に余計な手出しをしなかった人だけに起こることです。

風邪をひいても、このような恩恵をまだ受け取ったことのない人たちがいます。不可解なことですが、同じ国家資格を持つ医師たちの中にも、「風邪は病気ではないから薬は必要ない」と言う人と、「投薬治療をしなかったら風邪は治らない」と言う人がいる状態なので、自然な風邪の経過を知らない人たちが増えているのも当然ですが、この、「薬で風邪を克服しよう」という発想こそが現代のバベルの塔です。自然界の力が人に何をしようとしているのかを理解せずに、それと同じ力を手に入れようとしている行為です。現代医療は白い巨塔ではなくバベルの塔なのです。

バベルの塔は人智の力の象徴です。自然治癒力は自然界の力の一部です。自然界の力が人間に対して働くべきときに人間がそれを受け取らずに自分勝手に余計なことをすると、自然界の神は怒って姿を隠してしまいます。それが病院という場所で、薬物治療はあっても自然治癒が起こらない理由です。

完全な形で風邪を経過することは神秘的な体験です。このような経験をした人が感じるのは自然界の力の大きさと自分の小ささです。そして生まれ変わった身体を手に入れたときに心に湧き上がるのは感謝の念でしょう。感謝の念とは、自分にとって本当に必要な自分の宝となるものを受け取ったときに湧いてくる気持ちです。薬で風邪を止めたときに感じる「うしろめたさを伴う便利なありがたさ」とは質も次元も違います。

「感謝しなさい」「感謝の心を持ちなさい」とは、よく聞く言葉です。まだ何も受け取っていないうちから感謝の念が起こるはずもないと思うかもしれませんが、そうでもありません。仏教には「五体投地」というものがあります。それは、祈りのときに、身体を投げ出すようにダイナミックに動く作法であり、感謝の念が引き起こされるように作られている身体操作なのです。神秘体験と感謝の念はセットですから、先に感謝の練習をして身体に覚えさせることは自然界の力に触れるための誘導になります。

自然界の力をまだ知らず、科学こそが神だと信じている人は、五体投地をやり込むと、身体が変わって「薬を使わなくては風邪は経過できない」とは思わなくなって本当の神に出会えるかもしれません。旧約聖書にバベルの塔の話として記されていた人類の性《さが》ともいえる問題の対処法が東洋の仏教の作法の中にあるのは興味深いことですが、世界中の宗教で神と呼んでいたものの実体が同じ、この「自然界の力」だとすれば不思議なことではありません。

無防備であることを目指していた道場のコロナ対策

コロナウイルスが登場する前から、それまでずっと、風邪、インフルエンザなどについて過剰な防御をしないことを話してきました。それは警戒する心や疑いの心を持たないことが、ウイルス感染症をきちんと経過することと関わりがあると感じていたからです。それに、パンデミックが終わるのは、人々が感染対策をしきったときではなく、誰も感染対策をしなくなったときであるはずだからです。

2020年にコロナ感染が拡大してきたときに、まず考えなければならなかったのは、コロナウイルスに対しても今までと同じことが通用するのだろうかということです。「コロナウイルスは、今まで知られていたものとは違って凶暴なものだ」という話ばかりが流されていたからです。本当にそうなら、今までのようなことはできません。その見極めとなるのはコロナ感染後の身体が経過の仕方次第では身体を良くすることにも使えるのではないかということでしたが、それは実際に見た最初の一人目で確認できてしまいました。

それに、もともと数十年にわたって公的機関のウイルス対策と僕たちのやり方は折り合いの悪いものです。それは、公的機関はウイルスを防ぎ、感染しても症状を抑えて拡大を防ごうとしていますが、僕たちはウイルスは防ぐものではなく、感染したらそれは必要があったからだと考えて症状を全うするようにしていきたいと思っているということです。コロナ感染拡大に伴って流布された感染対策をそのまま鵜呑みにしてやってしまったら、僕らの存在理由がなくなってしまうくらいのことなのです。


まず、手指のアルコール消毒というものができません。僕たちは相手の身体に手で触れて気の流れを観るわけですが、アルコールに手を浸したら、それがわからなくなってしまうからです。

マスクも相手を遮断するものですから使いません。マスクは自分から見れば防御ですが、相手から見れば拒絶にもなります。でも、マスクが悪いのではありません。僕も趣味の木工作業やゴミ捨て場のような吸い込みたくない粉塵の多いところではマスクを使います。それから、街に出るときもマスクはしました。好奇の目や敵意を自分から集めることは必要なかったからです。

2020年はまだ感染拡大がそれほどではなくて、人々は感染以前のことしか考えられませんでした。人とコロナウイルスとの関係に対する理解が深まっていく過程でたどる道筋というものがあります。その人のウイルスに対する姿勢は、この道程のどの段階にいるかで変わってきます。

第一段階は、まだウイルスと接触したことがなく、同じようにまだ接触のない人たちだけで構成される国を守ろうとしている心理状態です。感染対策の予防方法といった感染者を排除することにしか関心を持てない段階です。ニュースや噂で聞いた世界しか知らず、ウイルスに対する恐怖を募らせているので、目に映ることは不幸な出来事ばかりです。自分が感染しないためには何に気をつけたらいいかということばかりに注意が向くので人に対する警戒心が高まり、他府県ナンバーの車に石を投げたり、感染者の家族を自殺に追いやったり、エレベーターのスイッチや電車の吊り革には触らず、自分で引きこもって鬱《うつ》になったりしています。猜疑心《さいぎしん》と不安に包まれて免疫力は最低となっていますが、困ったことにその問題に気づいたとしても、対策はさらなる警戒しか思いつきません。

第二段階は、もうウイルスに接触してしまった人たちです。自分自身や同居する家族が感染したときから、第一段階での心配と不安と感染対策はすべて無意味となり無効となって住んでる世界が変わります。いままでウイルスに感染した人を恐れて警戒していたのに、感染したときを境に自分が恐れられて警戒される側に立場が突然変わってしまうのです。そして、ここから本当のウイルス経験と理解が始まります。

大切なのは、第二段階へのスムーズな移行です。２０２０年に目立ったのは、コロナに感染したり濃厚接触者となったことで世間からの差別と拒絶を経験してしまった人たちです。その人たちに必要なものは、感染対策ではありません。こちらがマスクを外して、素手で相手の身体にしっかり触って心の底から受け入れることです。「あれで、私は戻ってこられた」と話してくれる人はずいぶんいました。これがマスクの正しい使い方というか、外し方だと思います。

それから、ディスタンスとかパーテーションということも言われましたが、これも整体では不可能です。相手に素手で触れるからというよりも、気を通すということは、相手と一心同体とか同一化するということで、つまり二人で一つの生き物になるというようなことだからです。

世間で提唱されていた感染対策よりも、このようなことに意味を感じてしまうので、世間の目を逃れながら細々とやるしかないのですが、初めて整体操法を受けにくる人が戸惑わないように「感染対策はありません」ということだけは前もって伝えるようにしていました。そんなことを言ったら人が来なくなってしまうのではないかと思われるでしょうが、減らなかったどころか、感染しないことが優先の人は来なくなりましたが、本気で受けたいという人しか来なくなったので質が上がりました。

個人別に行う整体操法は何の変わりもなかったのですが、講座と稽古会は別でした。それまでは近くの公民館を借りて50人くらいの人数で稽古をしていました。気を集めるにはある程度の人数と密度が必要なので、そのやり方を続けることはコロナ禍の中でも僕には何の違和感もありませんでした。しかし、2020年5月の非常事態宣言からは、そんなことはできなくなりました。全国的に公民館での活動ができなくなったので仕方ないのですが、あのまま続けていたらカルト教団かと思われたでしょう。1995年にオウム真理教の地下鉄サリン事件が日本中を震撼《しんかん》させてからは、道場で道着を着てヨガや瞑想をしていると、「おまえたちもオウムの仲間か」と言われるということが起こりました。外から見ると、本当に区別がつかない人がいるということがわかりました。だから、コロナ禍でも同じようなことが起こることは、僕たちが最も警戒していたことでした。

非常事態宣言の明けた翌月に講座を再開することにしましたが、もう公民館は使えないので、自宅道場でやることにしました。入れる人数は半分くらいになってしまいますが回数を増やしてやることにしました。それでも無防備の過密状態であることは同じですから、ここでまたみんなに確認が必要になりました。講座は、コロナに感染しない方法を探るためにやるのではなく、感染した人にどう手当てをしていくか、ウイルス感染をどう考えていくかを探るためのものだということです。だから、「自分が感染してもいいという覚悟のできた人だけがきてください」と話しました。ちょうどこのときは、講座のメンバーである看護師のNさんの勤務する病院がコロナ感染者の受け入れを始めていたときでした。これから毎回そのNさんと共に稽古するわけですから怖さを感じたはずなのですが、離れていった人はほとんどいませんでした。しかし、講座が始まると共にNさんの病院ではクラスターが発生しました。漠然としていた恐怖は、いきなり現実的なものとなりました。

病院にコロナ患者が来たとき

経験とは恐怖や不安や怒りといった感情がさまざまに出てきては入れ替わって自分の中を過ぎていくことで、最後に落ち着きがもたらされた状態が経過したということです。コロナ禍の経過とは、ウイルスに感染して発症し、それを経過して抗体を得るということの他に、恐怖を経験して乗り越えるという経過もあります。これも大事な経過の一つだと思います。

志村けんさんが亡くなったと聞いてずいぶんショックを受けたという女の子がいました。知っている人が実際に亡くなったことで「コロナで本当に人が死ぬんだ」と初めて思ったその少女は、「自分も死ぬかもしれない、自分がかかって友達に感染させたらどうしよう、友達が死ぬかもしれない、家族が死ぬかもしれない」と果てしなく想像が広がって、怖くてどうしようもなくなって、ご飯も食べられなくなり、口もきかずに何日も自室に閉じこもったきりになったそうです。お母さんが心配して声をかけてもまったく耳に入らず、どうにかなってしまうのではないかと思った数日後、まったく何もなかったようにケロっと忘れて自分の生活を取り戻し、それ以降は不安なことは一切口にしなくなったそうです。

ある日、この少女の変化の様子をNさんが報告しに来てくれました。この少女はNさんの娘なのです。僕はその少女のことを小さい頃からずっと観ていますが、とても気の通りのいい子です。今回のことも、それだけ思いつめることができる集中力と、経過して忘れてしまうことのできる潔さに感心してしまいました。気が通るというのは、何か問題があることをはっきり問題だと認めて、悩んで苦しんでそれを納得できるところまで持っていくことです。悩むことが事態を通すのです。その少女がそれだけ思い詰めるのにも原因、理由があったと思います。それは当然、お母さんの勤める病院がコロナ患者を受け入れ始めたからです。

看護師のNさんは当時46歳。夫と娘の3人で暮らしています。

2020年にコロナ感染が急速に拡大してきて、全国的にも「医療がひっぱくしてきた」と騒がれはじめた初期に、Nさんが看護師として勤務している病院でもコロナウイルス感染者を入院患者として受け入れていくということが決定されました。

当時はまだ、外国の病院の廊下では死体袋が並んでいたり、国内の病院で起きたクラスターのニュースが毎日のように報道されていた時期でした。この頃の感染者は皆重症化していましたから、そんなときに世界中をパニックに陥れている感染症の患者に実際に我が身で接することになった看護師たちの不安は察するに余りあるものでした。

まだ治療法も感染対策もよくわかっていない感染症の患者を病院に集めることの、治療とは別の意味は世間からの隔離です。僕は、感染症に限らず、患者を集めてしまうということが病院というシステムの問題点だと思っています。そこには不自然な作為がどうしても感じられます。その社会的な歪みというか皺寄せを我が身で引き受けなければならないのが看護師たちですが、その不安になっている看護師たちを集めて病院の理事長が話してくれたことは、「感染するリスクは確かにあるが、エビデンスに則った手順をきちんと守っていれば君たちは感染しないはずだ」というものでした。激励する気持ちで言ってくれたのかもしれませんが、それを聞いたNさんは、「看護師はロボットじゃないんだから」と怒りがこみ上げてきたそうです。

人は、地面に置かれた幅10センチの板の上なら目をつぶっても歩くことはできます。しかし、ビルとビルの間に渡された10センチの板の上を歩いて向こう側へ渡ることはできません。恐怖で足がすくんでしまうからです。だから、「エビデンスに従っていれば感染はしないはずだ」というのは、「10センチの板を踏み外さなければ向こうのビルに行けるはずだ」と言っているのと同じですから、Nさんが腹を立てたのは正しいのです。

そして、コロナ患者の受け入れが始まりました。手袋にマスク、防護服にフェイスシールドという装備に細心の注意、そして「エビデンス」という言葉を呪文のように唱えている同僚の看護師をナースステーションからコロナ患者のいる病室へ送り出すとき、Nさんはその同僚たちの様子を見て、「完全武装しているはずなのに、まるで丸腰で戦場に出ていくようだ」と感じたそうです。それは、顔面が蒼白になるほど恐怖に包まれている看護師たちの腰が引けてしまっていて、「これでは手落ちなく業務をこなすことは難しい」と思ったからでした。そして、Nさんの感じていた通り、しばらくすると、患者や看護師の間に院内感染は広まり、病院はクラスターとなりました。

クラスターの起こった病院の看護師たちへの世間の逆風は冷たく厳しいものでした。ただでさえ極度の緊張で疲労が激しいのに、医薬品の配送業者は医薬品を玄関外に放り投げていってしまうので余計な仕事が増え、近づいてこない報道陣が病院を取り囲み、看護師たちの仕事に何か重大な手落ちがあったのではないかと探していました。

苦しい時だから誰かに理解してもらいたいのに、テレビのニュースを観た人たちの反応はあからさまでした。夫から別居を迫られたり、保育園から子どもの受け入れを拒否されたり、看護師たちに向かって「汚染された人たち」と呼ぶ人もいました。こんな状況が続いていながら、どうしてその看護師たちが仕事を放り出さずに続けてこられたのかは部外者が憶測でものを言う範囲を超えています。

そんななかであの少女がどういう振る舞いをしたかというと、毎日、焦燥しきって帰宅するお母さんをふざけて笑わせてくれるのだそうです。もう、自分が恐怖を経験して経過しきってしまったからできることです。はじめは恐怖と混乱ばかりだったNさんの口から出る言葉が、自分が何をすればいいかに変わってきました。僕は、家族に支えられて彼女が強くなっていく様子を見ながら、母親に先立ってあの少女が恐怖を経過してしまっていた不思議さに驚くばかりでした。

稽古の再開

僕たちの道場は会員制です。自分の身体の悪いところが治ったらおしまいという、病院の救急外来患者のような付き合いかたになることももちろんありますが、季節を越え、歳月を経て、世代を重ねながら継続的に整体と関わっていこうとしてくれている人たちを会員さんと呼んでいます。はじめは自分の身体を治してもらうつもりで道場に来はじめた人たちが、病気を捨てて自立していく過程で、他人を助ける側に自分の立場を変えていくというのが順路です。自分が生まれてから死ぬまでの生命サイクルが、世代を重ねる大きな連鎖の一部でしかないことが実感できるほど長い時間でものが見えるようになれば、自分のことしか見なかったときとは大切なものが変わってしまいます。

うちの道場に集まって来る会員さんたちの共通の思いの一つは、薬を使わないで自分の手で何とかしたいということのようです。その中でも目立っているのは子育て中のお母さんたちの存在です。2020年の非常事態宣言が明けて講座を再開したとき、「これからは、家族がコロナ感染したときは、皆さんが自宅でコロナ感染者に手を当てていくことになると思う」ということを言ったので、怖がって人が来なくなるのではないかとも思っていたのですが、始めてみると、それまで稽古会にはなかなか足を運ばなかったお母さんたちの参加者が増えていきました。コロナ以前より人が増えているのです。

当時の感染者はほとんどが高齢者でしたから、小さな子どもを持つお母さんたちが来はじめた理由が最初はよくわからなかったのですが、コロナ禍の中で家族の命と向き合うようになったお母さんたちにとって、年老いていく親を自分の手で看病して自宅で看取るということと、病気の自分の子どもに手を当てることは同じことなのでした。そして、その二年後には、コロナ感染の主流は高齢者から保育園児にまで年齢層が降りてきたのですが、このときのお母さんたちは、みんな自分の手で我が子のコロナ感染を自宅で経過させることになりました。

このときの、手を当てて相手に気を通す行為を僕たちは愉気《ゆき》と呼んでいます。手を当てて気を通すやり方にはさまざまな呼び名がありますが、愉気と呼ばれる手の当てかたには、手技的技術のことよりも心の持ちかたにその本質があるように思えます。お母さんが子どもに寄せる気持ちの本質が無償の愛なら、愉気もそのようなものです。

ちょうどその頃、医師の妻という女性が訪ねて来て、うちの道場の感染対策の甘さにあきれたのか、ご自分の家庭で実践されているという科学的な感染対策をトクトクと解説してくれました。その家庭では、家族の人数分に家の中が仕切られていて、食事をはじめとするあらゆることで家族がお互いに接触することのないようにしているそうです。徹底したパーテーションをした上でマスクも外さず、トイレなどの共有空間は消毒を欠かさず、家族全員が気をゆるめないことでコロナウイルスを閉め出すことに成功しているというそのご婦人の話を聞いていると、だんだん自分がまるで19世紀の南太平洋の孤島に暮らす部族の酋長《しゅうちょう》のような気がしてきました。「あなたは、島民たちをいつまでこんな時代遅れの野蛮人のままにさせておくのですか」と言われているようでした。そのご婦人の役割はもちろん、未開人たちを野蛮と無知から救うためにヨーロッパから布教にやって来た宣教師です。

そのとき、ちょうどその場に居合わせた年配の女性が、「自分の家でそんなことをしたら、その中で暮らす人間がどんなことになっていくのかがわからないなんて、知識人って人たちは頭がいいのか悪いのかわからないね」とボソッと言いました。それこそが真理だと思ったのですが、そうつぶやいた年配の女性もまた、南海の酋長の隣でアッパッパーのような服を着てタロイモを洗いながら宣教師の説教に溜め息で応えている島のオバさんのように見えてきました。

15世紀から17世紀までの大航海時代にヨーロッパから持ち込まれたインフルエンザウイルスをはじめとする病原菌に感染することによって、南海の島の人々はバタバタと死んでいき、人口は激減してしまいました。宣教師が「悔い改めなかったからだ」と思ったかどうかは知りませんが、悔い改めなくても、スピリットを失わなかった部族は人口が回復しています。それに対して、アメリカ・インディアンに代表される各国の先住民族は、保護区に移されて生命と生活は保障されたのに、民族のスピリットを失ったために解体してしまいました。なんだか、1970年代の映画『カッコーの巣の上で』を憶《おも》い出しますね。

だから、こんな時代遅れなことをしていると世間から思われている僕たちが、ワクチンや解熱剤を使わず、自宅で病院のような感染対策をせず、家族が死に逝くときを隔離して過ごさないというやり方をしながら、やっぱりこれだけは譲れないと思って守っているものは何かというと、それは「スピリット」という言葉になるのだと思います。

スピリットとは何かと問われても取り出してみせることはできませんが、コロナ禍においてスピリットが失われることを説明するのは簡単です。ワクチンや解熱剤を使うことで身体の感覚は麻痺していきスピリットは失われ始めます。そして、ワクチンや解熱剤を使った後の身体が以前の身体と違ってしまったことがわからなくなったときが、スピリットが失われたときです。

それから、コロナウイルスに感染した家族を隔離しなければならないことを受け入れるときが、スピリットを失うことを受け入れなければならないときで、自宅が病院化してしまったときにはスピリットはもうありません。

死に逝く最期のときを、家族に見守られ、理解され、受け入れられた状態で亡くなるのと、隔離され、怖がられて拒絶された状態で亡くなるのとでは、亡くなりかたも成仏の仕方も違うのだということがわからなくなったらスピリットはないのです。

ワクチンは、何かが起こらないようにすることであり、解熱剤は起きていることを途中で止めることとです。「可愛い子には旅をさせよ」と親に向かって言うのは、親が過保護にしていたら子どもは困難を乗り越える機会、つまり、成長のチャンスを奪われてしまうからです。ワクチンや解熱剤を使って困難を避けることは、旅先で困難に出会いそうになった我が子を家に連れ帰ってしまうようなもので、それでは困難を乗り越えることができなくなります。スピリットが育たないのです。

それから、自宅で隔離をして病院化することは、帰るべきところを失うということです。家にいながら、そこはもう、家ではないのです。病院や旅先は困難と向き合うところですが、家庭は困難を忘れてスピリットを休めるところです。休むために戻るところなのです。旅先の困難を乗り越えた人だけが、家に戻って休むことの意味がわかります。

スピリットが失われるということは、こういう話に意味を感じなくなってしまうことに他なりません。

植木屋と音楽家

２０２１年になって日本でも全国的にワクチンの接種が始まると、道場に集まる会員さんたちの間にもジワジワと動揺が広がっていきました。それまで、感染するかしないかは自分で決められることではないから、「なるようになるしかない」という態度でよかったのですが、ワクチンをどうするかは自分で決めなくてはなりません。決めるには情報が必要なわけですが、ワクチンをまだ打っていなくて、いったいどうすればいいのかと考えている人たちが困っているのは、「信じるに足る情報が見当たらない」ということのようです。

「自分が知っている人で、コロナに感染して死んだ人はまだいないけれど、ニュースでは毎日報道されている。けれども、ワクチン接種後に死んだり半身不随になった人の話は近所でもよく聞くのに、どうしてニュースにならないのだろう」という疑問を多くの人たちが共通して感じているのに、その答えがどこを探してもまったく見つけられないので、ワクチンをどうすればいいのかわからないのです。

ＮＨＫは公正中立なはずなのに、ワクチンについては政府の広報と同じことしか流さないので公平な情報源にはなっていません。国会で野党と与党の言っていることも同じだし、民放テレビのスポンサーは製薬会社です。インターネットが言論の自由を守ってくれるという幻想も昔の話です。僕もホームページでブログをやってみて、こんなことは危なくてとても書けないということがわかってやめました。それで今、最も偏りのない情報を得られるのは（意外なことにというか）街の本屋さんかもしれません。中にはワクチン関係の本を排除しているようなところもあるようですが、自分に合った書店が見つかると自然に必要な本と巡り合うことができます。どういう情報と結びつくかということがそのまま自分自身を創っていきます。

そうやって情報ソースに気を配り、ワクチンに対する自分なりの考え方を固めていった人たちが悩んでいるのが、「自分の雇用者と意見が合わないこと」のようです。僕が耳にした悩みごとの多くは、「ワクチンをどうしたらいいのかわかりません」ではなくて、「自分はワクチンを打ちたくないのだけれど、それをしないと仕事が続けられない」ということでした。実際的で切実な悩みですが、それは身体の話でも健康の話でもないし、ウイルスとは何かという自然科学の話でもありません。資本主義や自由主義の問題です。でも、このことこそがコロナ騒ぎの恐怖の正体なのだと思います。

当時の稽古会でも参加者たちの間で、「職場でワクチンを打ってないのは自分だけになってしまった」「ワクチンを打たないと解雇されてしまう」「君の代わりは他にいくらでもいるんだよ、と脅された」という話題が出ていて、みんなが答えを出せずに困っていました。

そのとき、植木屋のKくんが「そんな仕事なら辞めちゃえば？」とあっさり言いました。深刻に悩んでいる人たちは「こんな真剣な話を、そんなに軽く言いやがって」と感じたようでした。「個人経営の植木屋なんかしていたのでは、わからない悩みなんだぞ」と。

しかし、僕にはそのKくんの答えのほうが重く聞こえました。彼はすでにワクチン問題が起きるずっと前からこういうことを真剣に考えていて、その結果今の仕事を選んでいるのではないかと思えました。そう思ったのは、僕も同じ経験をして今の整体の仕事をしているようなものだからです。自分が何を大切にしていけるかということと、自分が何に属しているかということは切っても切れないことだということを考えて悩む時期は、誰の人生にも必要なことなのだと思います。それに、ワクチンをどうしようか考えようとしている人に向かって「君の代わりはいくらでもいるんだよ」と言う経営者が優先して考えているのはあくまでも会社の利益であることは明らかです。こういう経営者のもとで働きながら、自分にとって大切なものを選んだり人生をどう生きるのかについて考えることは困難です。だから、このワクチンをどうするかという問題について、純粋に考えることのできる土俵に立っていたのはKくんのほうなのですが、この話にはもう少し補足が必要です。

整体で人の身体を整えている僕がワクチンのことを疑問視してしまうのは、せっかく身体の気の流れを整えても、ワクチンを打った途端にそれが台無しになってしまうほどの強い影響力があるからです。Kくんは、整体の稽古をしながら植木屋をやっているくらいですから、庭の手入れをするにも同じように水や風の流れを読んで庭の気の流れを見ているはずなのです。だから、資本主義の世界で生き残るために不本意と言いながらも自分の身体にワクチンを打つ人の話は、今まで手入れをしてきた庭に、「植木屋に手入れしてもらうよりも、除草剤を撒いてアスファルトで固めてしまったほうが手間も経費もかからないし資産価値も上がる」と言われたようなもので、話のしようがなかったのだと思いますが、この点は僕も同感です。

ちょうどその日の稽古会はＮＨＫ交響楽団のＵさんがいたので同じ話を聞くことができました。Ｎ響の定期演奏会の様子は毎週テレビで放映されていますが、この年は演奏会や各種の公演会は自粛傾向に向かうなかで、マスクをしている人としていない人が入り混じっているし、いろいろとＮＨＫらしくない感染対策のゆるさが目について、これは不思議なことだと思っていたのです。ＮＨＫの他の番組を観ていると、パーテーションなどの対策をしていることが強調されたり、ゲストがモニター画面での出演だったり、アナウンサーの表情までが管理されているような組織の力を感じるのに、Ｎ響の団員たちには「ワクチンを接種せよ」とかいった上からの圧力はかかってこないのかと訊いてみました。

「それは、もちろんありますよ。でも、音楽をやるには自分の身体にワクチンを打たない方がいいと思っているメンバーが多いのではないかな。でも、その抵抗がいつまで続けられるかは未知数です。それから、パーテーションとかディスタンスとかやっているとオーケストラは音楽にならないんです」

なるほど。オーケストラは全員で一つの有機体でなければならないから、一人ひとりの間合いが狂ったらダメなんですね。

「最初は距離を取ったり感染対策をしていたんだけれど、あるとき、こんなことやってていいのかとみんなで話し合ったんです。『自分たちは感染しないことを優先するのか、それとも音楽をやることを優先するのか、それをはっきりさせよう』って。全員一致で音楽をやろうってなったから、ディスタンスは見ての通りです」

「それからワクチンの問題ですが、オーケストラは、一人ひとりが音楽家という個性的な人間の集まりです。枠にはまりたがらない人たちを枠にはめてオーケストラが成り立っているという構造がもともとあるのです。海外公演もあるし、もしもワクチンパスポートが強化される方向に社会が向かえば、団員たちが今までのように個性的なままではオーケストラは存続できません。だから、オーケストラを生かすために団員たちが自分の個性を捨てなければならなくなるときが来るのかもしれません。でも、それがオーケストラを生かすためではなく、もっと上からの強制的圧力によるものだとしたら、自分は、自分の音楽を守るためにオーケストラを去ることになるのかもしれません」

僕はこの話を聞いてシビれてしまって、ワクチンの相談を受けるたびにKくんやN響の話をしているのですが、当たり前ですが、この話が響く人とそうでない人がいます。

「そんなこと言ったって解雇されてしまったら収入がなくなってしまうんですよ」

わかっています。だからこれは、「人はパンのみにて生きるにあらず」という話なんです。

「もっと大きなピザが欲しい」という経済成長を前提にした暮らし方がコロナ禍とワクチン禍の母体です。自分で自分の仕事や生き方を選んできたわけですが、「その選択は自分の心を守ることができているのか」ということが、ワクチン問題によって明らかになろうとしています。いままで、うやむやにしてきたことについて意識改革を迫られているのだということに気がつかないと、これからは身体が薬漬けになっていくことが避けられません。ともあれ、音楽を奏でて人に聴かせることを仕事にしている人たちが、その身体にワクチンを入れてはいけないことに気づいていたということを、僕は人に話したくてしょうがなかったわけです。

しかし、考えてみたら、日々、大気中の湿度が上がっただけで楽器の鳴り方が変化することに神経を研ぎ澄ませているような人たちが、自身の身体に化学物質を入れたら何が変わってしまうのかをわかっているのは当然のことでした。僕は、常々、人の身体に化学物質を入れることを、年代物の楽器の木目にペンキを塗ってしまうようなものだと思っていました。枯れた木肌から化学物質を吸い込んでしまった楽器は、もう以前のような音で鳴ってくれませんが、音程が狂ってしまったわけではありませんから、その音色を機械で測定しても違いは検出されません。その違いを聴き分けていたのは耳ではなくて心だったからだと思います。ワクチンを打っても身体に異常がないと言っているのは、これと同じことなのだと思います。

おもしろいもので、自分がワクチンを打ったことを、「後悔するぞ」と誰かに脅かされても何も反応しなかったのに、「ペンキを塗られたストラディバリウス」をイメージした途端に自分のしたことの重大さに気づいて「もう死んでしまいたい」と言うほど落ち込んでしまった人がいました。これは心のある人です。「人の身体は呼吸をしていて気が流れていますから、少々の化学物質なら排泄されていきますよ」という言葉も、心のある人には響きます。

コロナ感染者に愉気をする

家族の誰かがコロナに感染しても入院できずに自宅療養となったときに、どう対応すればいいのでしょうか。テレビのニュースでやっている情報を鵜呑みにして、恐怖ばかりが先立ってしまっては感染者の自宅介護は難しいものです。それは、「今日の感染者は何人だった」という情報は一日も欠かさず流されていますが、感染者をどのように扱ったらいいのかについては何の情報も流れてこないからです。
コロナ感染者の看護には感染対策が含まれていて当然ですが、看護と感染対策は別のものです。だから、看護をする人が真剣に感染拡大のことに注意を払えば払うほど、看護される側の人からすれば、「自分の容体のことよりも感染拡大させないことばかりを気にしている」と感じてしまいます。自宅療養の本質は病院のような治療ではありません。このことは病院よりも、家庭において家族が介護するときに大切なことです。自分の命がギリギリのところを乗り越えようとしている人にとって本当の助けとなるものは、いちばん近くにいる人が、自分のことを認めてくれたり肯定して受け入れてくれることです。そのことで向かうべき方向が見つかることもあります。

いつも整体操法を受けにきてくれている新井直子さんから、「父がコロナに感染したようです」という連絡を受けました。お父様は93歳です。お世話になっている介護士がコロナに感染していて接触から三日後にお父様が発熱し、陽性と診断されましたが病院はいっぱいで入院ができずに自宅療養してくださいと言われたところで、こちらに電話が来ました。つい、この間まで、「病院での隔離に応じない感染者がいた場合は、感染拡大を防ぐために逮捕してでも拘束すべきではないのか」という議論が国会でされていたばかりです。

感染した人は重症化する人ばかりだったこの頃は、素人が自宅で介護することは「到底できないもの」どころか「してはいけないこと」だと思われていたのに、突然のことにどうすればいいのかわからなくて当然です。

「どのように接したらいいのでしょう?」と尋ねられましたが、それは「家族に感染を広げないためにはどうすればいいのでしょう?」ということではなく、「父の年齢ではこれを乗り越えられないと思うので、隔離したりせず、最期の時間を家族として一緒に過ごしたい」ということだと思ったので、「今まで通り普通に接したらいいのではないですか」と答えました。それに、風邪をひいて高熱を出して苦しんでいる家族が、その風邪をきちんと経過して乗り越えていくために、そばについている人が何をすればいいのかは誰でもわかるはずです。それが普通に過ごすということです。そして、自分自身が感染するのも覚悟の上だったと思うのですが、「私も父に愉気ができるでしょうか?」と訊いてきました。僕は、「あなたは今まで愉気を受けているのだから、お父様が今、本当はどうしてほしいのか、どこに手を当ててもらいたいのかがわかるはずですよ」と答えました。

本人は、自分にも愉気ができるということには半信半疑だったようですが、自分が感染しないかということについては、「私は普段から愉気を受けているから大丈夫」と心のどこかで思っていたと思うのです。でも、僕はそんなことは思いませんでした。まだ、コロナ禍の初期だったこの頃は、感染した人は重症になることが多かったのですが、僕が思っていたのは、「かかるべき人はかかり、かかる必要のない人はかからない」ということです。免疫力が高ければかからないとも思っていないし、愉気をしていればかからないというものでもないと思います。かかるべき人なら、愉気をすればすぐにかかるくらいに思っています。だから、このとき電話で話しながら、「大丈夫ですよ」などとは言えなかったのですが、それでも「やめておいた方がいいですよ」とも言いませんでした。それは、自分が大きな代償を払うことになるかもしれないのに「父の最期に悔いのないように向き合いたい」と言ってしまえた彼女の言葉に、キリストの自己犠牲に匹敵するような力を感じたからです。そういうきれいな心が動機とあっては、「感染しないこと」などはもはや問題ではなく、もっとその心に見合った出来事を期待せずにはいられません。

そして、マスクも手袋も消毒もなしで世話をした彼女は、しっかりと感染してお父様よりも重症化しました。こうして、コロナ感染者を自宅で介護するという話の主役はお父様から直子さんに移ってしまいました。

新井さんのコロナの経過の様子は、本人の詳細な記録が残っています。

以下、新井さんの経過メモです。

8月19日　夜になって身体に違和感を感じたので熱を測ると37度だった。父が感染発熱してからまだ二日。自分が感染してしまったことを確信したが、身体はまだ普通に動くことができた。

8月20日　熱は微熱だが、頭の前側が締めつけられるように重い。起き上がるとフラフラするので、父の世話をするとき以外は横になって過ごした。食欲はまったくないが、水分が異常に欲しかった。

8月21日　夕方、整体操法を受けた。その後はまっすぐ歩けるようになった。

この日の新井さんの身体は確かに尋常ではありませんでした。酩酊《めいてい》状態のような千鳥足で、道場の玄関から入って来るときも右手の下駄箱に顔をぶつけ、その後もまっすぐに歩けず右に旋回してしまうのです。背骨を観てみると頸椎から上胸部の背骨が激しく右に傾いていました。これでは、まっすぐに歩くことはできません。そして、頭の先から足の先まで全身が過敏状態ですが、その肩と首の位置異常を起こしている部分は触ってビックリするくらいの高熱を帯びていました。

実は、新井さんは二年前に階段から転落して肩と頭蓋骨を骨折しています。その場所は今回のコロナ感染で本人が激しい違和感を感じて発熱している場所と一致するのですが、これは偶然なのでしょうか？

コロナウイルスを敵だと思っているなら「身体の弱い部分からやられてしまった」と思うかもしれませんが、僕がその身体に触れて感じたことは（たぶん新井さんも）、「身体はウイルスと戦っていない」ということです。激しい反応が起きてはいるのですが混乱している感じではないのです。だから、新井さんの身体を観たときに頭に浮かんだことは、「ウイルスにやられてしまった」のではなく「ウイルスが古傷を修復しに来てくれた」ということです。生物学者の福岡伸一さんがどこかで言っていた「ウイルスが人体に入るとき、人の細胞のほうから先にウイルスを受け入れる振る舞いを見せる」という話が思い出されます。

新井さんの場合、古傷の場所が高熱を帯びているのは、そこでウイルスが活発に活動しているからのようにも思えます。古傷でなくとも、その人の気の流れの悪いところがウイルスの活動する場所になるわけで、愉気をするときは自然にそこに手がいきます。それが滞っている気の流れを通すということになります。
つまり、愉気をするというのは、人体がウイルスに勝つためのアシストではなく、ウイルスと人体の共同作業で生じた廃物（熱）を速やかに体外に放出して、ウイルスがより活動できるための、いわばウイルスの活動のためのアシストであるという見方もできます。
これは、インフルエンザや耳下腺炎、水疱瘡などのウイルスによる病気のときに起きていることとまったく同じです。

8月22日　熱が平熱になり、身体が少しすっきりした感じがする。
頭の重さは相変わらず。下痢を一度したが、オレンジ色のとてもきれいな色だった。スイカばかり食べていたせいかも。

8月23日　微熱あり。突然、匂いがしなくなった。
でも、身体は回復してきた感じがあり動ける。
下痢、一度あり。昨日ほどではないがやはりオレンジ色。

8月24日　父が入院できた。気がゆるんだのか、夜から一気に動けなくなる。
麦茶を飲んで横になっているのみ。今日も下痢が一回。

8月25日　昨日同様ずっと横になっている。倦怠感がひどい。咳も出るようになった。

頭も重い。

8月26日　変化なし。

8月27日　24日からずっと横になっていたが、動きたいと思うようになった。身体が変わった感覚がある。ただ、体力の消耗がひどく、二階に上がっただけでしばらく休まずにいられない。こんなのは初めてで驚いた。頭がフワフワして頼りない感じ。

久しぶりにスイカ以外にお粥と梅干しを少し食べられた。

8月28日　本調子ではないが、今日で自宅療養が終わったので外出。車を運転してみたが身体中の神経がピリピリしてとても怖かった。

8月29日　変化なし。

8月30日　匂いがわずかに感じられ、味も濃いものならわかるようになった。フラつくことなく家事ができるようになった。昨日と今日の違いは大きい。車の運転も元に戻った。

8月31日〜9月2日　どんどん動ける。

9月3日　コロナ感染後二回目の整体操法を受ける。帰宅後、久しぶりにお腹が空いて普通のご飯を食べた。

匂いがわかるようになっていた。車の運転が楽しいと思えた。
9月4日　すっかり回復。習い事に出かけ、友人とランチも。
気づいたら匂いも味もしっかりわかるようになっていた。
咳も出なくなっていた。

以上ですが、今回の感染で特に感じたことは、
＊まったく食欲がないのに異常に水分を欲したこと
＊どこかが痛いとかはなかったが、倦怠感がひどく、これは今まで経験したことのないすごいものでした。

直子さんの愉気を受けていたお父様は、途中で肺炎を起こしたところで入院になりましたが、その後は無事経過しました。直子さんは自身の経過をしながらずっとお父様に愉気をして過ごしていたわけです。直子さんの経過は、問題点にしっかりと向き合ってそれを経過してしまったといっていいものだと思います。それは、愉気を受けたことよりも自分がお父様に愉気をする気持ちになって過ごしていたことの方が大きかったのかもしれません。

直子さんが自身の経過を終えて道場に愉気を受けにきてくれたときの様子は、なんだか佇まいからして違っていました。「もう死んでしまうのではないか」ということまで考えるようなところから生還したわけですから、臨死体験をした人のような心の変化があって当然なのですが、直子さんの身体に愉気をしてみると、あの高熱を帯びていた上胸部のねじれがとれて綺麗にまっすぐになっていることが些細なことに思えるほど、身体全体が清々しい気で包まれていました。その身体に触れながら目を閉じて愉気をしていると「ここは天国か」と思ってしまうような神々しい光にあふれた情景が僕の脳裏に浮かんできました。身も心も「抜け切って」しまっている彼女の身体に触れているだけでこちらの息も解放されていきます。これはインフルエンザなど他のウイルス感染症でも、大変な思いをして経過した人によく見られることです。「コロナもやっぱりそういうことか」と思いました。

新井さん親子がコロナ感染を経過してしまったあとでは、その家族関係に変化が見られたそうです。直子さんとお父様の間にどういう変化が起きたかは容易に想像ができますが、直子さんと他の家族の間にも変化があったそうです。それは、今までは、いて当たり前と思っていた家族を失いかけたことで何が自分にとって大切なものかがわかって、そのことを素直に認めて振る舞えるようになったということだそうです。

直子さんは、「コロナに打ち勝った」などとは言いません。「コロナがすべてをいい方向に変えてくれた」と思うそうです。

このような、コロナに感染したことで身体が良くなったり、何かがいい方向に変わっていく人たちがいます。そのための条件とは、経過のすべてに恐怖をもたず、起きることを受け入れ、しっかりと向き合うということかもしれません。

感染症ですから誰もが闇雲に誰かに手を出すことは難しいです。でも、キリストの話にあるような、行きずりの人に、自分の命と引き換えにしてもいいという思いで手を当てるという行為のことは心に留めておいてもいいかもしれません。

いまのコロナ禍とワクチン禍のあり方や感染対策といってやってしまっていることを何かおかしいと感じたり、自分が何かをしたいと思ったり、自分の手が誰かに対して出てしまうような人には、愉気の仕方を伝えていきたいと思っています。世の中の軸がどこへ向かおうとしているのかがわかりづらくなっていますが、その中で自分を見失わないための姿勢とは「縁のある人に自分を尽くす」ということだと思います。

ウイルス感染症の経過は、心の持ち方でずいぶんと意味が変わってしまったり、起こることも変わっていくのだということを知ってしまったのなら、あとは、どのように心を持っていればいいのかを探していけばいいだけなのではないでしょうか。

整体道場のコロナ対策と手当て

新井さんがコロナ感染しているお父様に無防備で愉気をしたという話は、すぐに道場内に広まりました。道場では、それまでもコロナ感染者に愉気をするという前提で稽古をしていたのですが、稽古に参加している人たちの多くは、まだ実際に感染したり感染者に遭遇したことがありませんでした。コロナ禍が始まった初期からニュースで観ていた恐怖の印象がまだ残っていて、その怖さを押し殺しながら、本当にそのときが来たら自分も誰かに愉気ができるのだろうかと想像するしかありませんでした。そんなときに、「自分が感染してもいい」と思いながら家族に愉気をしてしまった人の話が広まったのです。これは、道場全体にとってはとても幸運なことでした。そのような心で愉気をした人が、感染症状を終え経過をすべて終えた後でどのような心と身体のあり方を具現化したのかが、実際に彼女に会えばわかってしまうからです。

新井さんがみんなに示してくれたことは、これは、本当は僕がするべきことだったのです。コロナのことを怖いと思いながら、恐れのない心で感染者に接し、自分自身が感染してしまって本当に苦しみ、遺恨の残らないように経過して、浄化した姿をみんなに見せることで道を指し示すということです。病院の役割は感染防止と治療ですが、整体道場の役割は違います。コロナに対する恐れを持たなくなるようにしていくことです。だから、するべきことは、まず、自分が感染することだと思っていました。

しかし、いくら発熱中の人や陽性反応の出ている人に愉気をしても、僕はなぜか感染しませんでした。これでは説得力がありません。「あの人は、整体をやって身体を整えているから感染しないんだ」「食事や生活に気を使って免疫力の高い身体だから感染しないんだ」と思われたのではダメなのです。そんなふうに、流行りの健康メソッドのように「努力して今とは違った自分になること」を目標にするのではなく、大切なことは、今の自分をしっかり見ることができるようになることです。

薬を常用して、自分の力で乗り越えることをしてこなかった人の身体は、コロナ感染を乗り越えられないかもしれませんが、それでも、自分の姿をはっきり見ることになります。しかし、ほとんどの人は、コロナに感染しても自分が乗り越えられることがわかるはずです。それは、特別なことをしたからではなくて、もともと自分の中に乗り越える力があったことを見つけるだけです。

病院には病院の役割があり、整体道場には別の役割があります。僕が、自分が感染しないからといってコロナ感染者を救ってあげますと言ったら、その役割は教祖様です。教団の教祖様はその不思議な力で信者を導きますが、救ってもらえることをありがたがっている人はずっと自立ができません。これは道場の役割ではありません。それから、自然治癒力や免疫力を高めることを目指して、あれこれ健康法に目移りして気が散ってしまうことも違います。

道場の役割とは、薬に頼らせることでなく、特別な力で救ってあげることでもなく、何か効果のある健康法を教えてあげることでもありません。何もしなくても自分の中に乗り越える力があることを見つけられるように導くことです。そして、それはコロナ禍が始まる以前から言っていることですが、自分の中のまだ知らなかった力を、風邪をひいて経過するときに発見するということの再現であり、コロナ禍は、もうこのことに目を背けることはできないぞと迫って来ているのだと思います。

新井さんのことがあってから、コロナ禍における道場の役割というものがどんどんはっきりしてしまいました。それまでは、感染することがどうしても怖いという人には、こういう話はせずマスクもして怖がらせないようにしようとしたこともありました。しかし、怖がっている人の前でマスクをしてあげて、その場は凌げても、それでその人の恐怖はなくなったりはしません。潜在的な恐怖は増すばかりです。

こうして、世間に知れたら非難されるかもしれないことや、「やってはいけないこと」とされていることばかりをやってきたわけですが、これを「感染対策を何もしていない」とは僕は思っていません。これがうちの感染対策なのです。いろいろな考え方があるとは思いますが、その感染対策がどのようなものであるかは、それをやった後に残された人の心を見ればわかります。

人を疑ったり避けたり怖がったり薬漬けにして「今は非常事態だから仕方ないのだ」と言うのは誤りです。人類とウイルスとの関係は、人が頭で考えてどうこうできるものではありません。人にできることがあるとすれば、我が身を振り返りながら心の持ち方を考えていくだけだと僕は思います。

だから、その頃からは、一切の感染対策を完全にやめてしまいました。世間と同じ感染対策をやめてしまったときから、うちの本当の感染対策が始まったわけですが、間違いが起こらないように、「当道場では一切の感染対策はありません」ということを公言して、「自分が感染してもいいという覚悟のできた人だけ来てください」と言いました。

間違いというのは、「感染したくない」と思って感染対策を必死にやっている人が、間違ってうちに来て感染してしまうことです。だから、道場では、「ここには陽性者がよく出入りしていますから、うつされることが心配な方は来ないでください」と言ってしまうことをスタートとしたわけです。「うつされることが心配」な人がいないとなると、「うつしてしまう心配」もなくなります。道場には、「うつされてもいい」と思っている人しかいないはずだからです。

「うつすこと」と「うつされること」の心配が排除できると、肝心の、「感染することの恐怖」に専念することができます。当初は、感染することが怖い人ばかりでした。その中で、「覚悟のできた人だけ来てください」などと言ってしまって、道場に来る人が減らなかったのが不思議です。覚悟のできた人などいるわけがありません。覚悟というのは悟りのようなもので、頭で考えてやろうと思ったところでできるものではないからです。実際に何かが起きたときに初めて自分に覚悟ができていたのかどうかがわかるだけです。だから、その頃にやっていたことといえば、みんなして本気で怖がっていただけです。でも、怖さというのは、怖がっていたら経過してしまいます。怖がらなくていいことがわかってしまうのです。もし、経過していかなくて、いつまで経っても怖かったのだとしたら、それは考え方が間違っているのだと思います。いつもニュースで新しい情報を仕入れて怖がっているのも同じで、心がうつろっているだけです。

それから、恐怖が経過したときに、自分の身体があまり良くなくて、コロナ感染を経過できないことがわかってしまうということもあり得ます。それは、死に向き合うことになるのかもしれないし、病気を治すことに向き合うことになるのかもしれません。

そうやって、恐怖を経過してから「自分が感染してもいい」と思っている人が感染しても、それは「間違い」ではなく、「予定通り」です。感染を避けようとしている人たちが感染していくときに起こるのは恐怖が拡大していくことですが、「自分が感染してもいい」と思うことができた人たちが感染しても、連鎖していくのは恐怖ではなくてコロナの理解です。

新井さんのお父様が自宅療養になったと聞いて驚いたその頃から、全国的に感染者が増えてきました。病院がいっぱいで入院できずに帰されることが当たり前になってきたその時期からは、確かに感染者が増えていたのです。そして、恐怖の克服の稽古をしたことがない会員さんたちからも「家族が感染しました」という話を頻繁に聞くようになりました。

この初期の時期に、感染した家族に初めて自分で愉気をした人たちの恐怖は察するに余りあるものです。実際に家族に感染者が出て、怖いという気持ちを隠そうともせず、「本当にこれでいいんですか」と訊いてくる電話があるたびに、「いいんです。やるべきことはすでに伝えてあります」と言うだけでした。といって、何か具体的なメソッドがあるわけではありません。風邪をひいた家族を自宅で看護するのと同じだということと、コロナ感染症を他に広げないことを考えすぎてはいけないということを伝えただけです。それは、「自分も感染するのではないか」「他の人にも感染を拡大してしまうのではないか」ということばかり心配していたのでは看護にならないからです。

看護することと感染対策は別のものです。だから、感染拡大のことばかり考えている看護人は自分の不安で相手のことが見えず、逆に、相手の身に起きている症状に集中している人は感染拡大のことは忘れてしまうということです。

結局、相手の中に気を通すということは、「本気になる」ということでしかなく、「感染に気をつけながら」という中途半端で腰のひけた態度でできるものではないということです。「自分が感染してもいい」と思わなかったら人に愉気をすることはできず、受ける側も感染させることを恐れながらだったら気を受け取ることはできないのだと思います。

はじめは誰もが恐る恐るでしたが、自宅で風邪のように看護すればいいということがだんだんと伝わっていきました。そして２０２１年の後半からは、保育園児の感染者が本当に増えていったのですが、その頃には、お母さんたちはもう、自分で愉気をすればいいのだと思うようになっていました。

コロナ感染症が経過したあとの身体は、背骨に弾力が出て皮膚に張りが戻ります。身体が前よりも良くなっていることがわかります。これは専門的な技術ではなく、魚屋の店先に並んでいる魚の鮮度を見分けられるならわかるはずの、人間なら誰にでも備わっている能力です。

コロナに感染する前と最中と経過後の家族の身体を触って観ることをしていれば、経過がいいだけでなく、家族全体から不安がなくなります。

こういったことが、コロナ禍の中でこれからも整体道場でできるコロナ対策なのではないかと僕は思っているわけです。

ついに来たクラスター

それにしても、ウイルス感染とは不思議なものです。誰がかかって誰がかからないかを決めているのは何なのでしょう。いままで、操法でも稽古会でも、知らずに陽性者が混ざっていたことは何度もありました。そして、稽古会は「自分が感染してもいい」と思っていることが参加資格ですし、クラスターが起きそうな条件を揃えてやっているといってもいいくらいなのに何も起きたことはありませんでした。それが、突然起きたわけです。

初めてうちの道場でクラスターが発生したのは2022年4月23日でした。

4月は妻の州子《しゅうこ》の誕生月なので、この日は稽古会のメンバーが手料理を持ち寄ってお祝いをしてくれるということで、州子も買い集めていたワインを開けたりしてずいぶんと楽しい会になりました。同じようなことをこれまでに何度もしていて、何も起きたことはなかったのに、そのときはまったく予期せず翌日から発熱者が現れました。19名の参加者で、3人のコロナ経験者と僕を除いた15人のうち、州子を含む8人が発熱ですからかなり立派なクラスターです。騒動になってしまったNさんの病院よりも大事件です。しかし、どうしてそのときに限って発症したのか、科学的な理由はわかりません。こういうときは感染経路を解明するというのが世間的常套手段ですが、収束状況はともかく、誰が持ち込んだかということは突き止めるべきではないと思うし興味もありません。

しかし、あまり科学的ではない原因だったら、思い当たることは二つあります。

まず、その誕生日会の翌日からゴールデンウィークにかけて、うちは二週間近くの長期休みでした。これはクラスターが起きても都合のいい絶好のタイミングであり、出来過ぎというよりは無意識が意図的に（？）選んでやっているとしか思えません。このような心の間隙《かんげき》に風邪をひくのはよく知られたことですが、それならコロナも風邪の一種でありインフルエンザの延長です。

それから、稽古会のメンバーのうち4人がほぼ同時に今までの仕事を辞めることを決めたばかりというタイミングでもありました。僕には、このことのほうがクラスターと呼ぶにふさわしい出来事ではないかと思っているのですが、今までの安定した仕事を辞めたときというのは、自分が自由になれる無重力状態で、自然界の力と呼応する出来事が起きやすいのです。それほど何か重大な心理的変化がメンバーたちの共有する無意識下で起きていたのだと思っています。

そうやって、準備が整い、機が熟した状態で起こったクラスターですから、僕はメンバーの誰にも指示は出さず、みんなが何をするのか、何が起きるのかをただ観ていました。「どうすればいいのですか」と訊いてくる者もいません。誰も感染対策をしないので感染はメンバーの家族にも広がっていきました。発熱しながら家族がお互いに愉気をして一週間ほどですべてが経過しました。その間、毎日のように誰かから途中経過の報告は入るのですが、不安や恐れや疑いの言葉を聞かされたことは一度もありませんでした。何も対策をしていないように思える過ごし方をしているのを眺めながら、「みんな、いつの間にか、こんなに愉気ができるようになっていたんだな」と思えた一週間でした。

中でも特筆すべき変化があったのは看護師だったNさんです。彼女はコロナ禍の二年間をコロナ患者のクラスターが頻発する病院に勤務して過ごしてきました。その間、自身も家族にも感染させることのないようにと常に注意を払ってそれをやり遂げてきたわけです。彼女もまた、この3月から4月にかけて道場で起こった精神的クラスターの影響を受けて、何かに気づいて仕事を辞めてしまった一人です。今まで病院のクラスターを何度も必死で切り抜けてきたのに、病院を辞めた途端にうちのコロナクラスターであっけなく感染してしまったわけです。彼女は自分の家族に感染させないための技術的ノウハウを持っているにもかかわらず、あえてそれをせずに全員に感染させてしまいました。そして、それだけでは飽き足らず、近所に住む親兄弟の家族総勢8名にまで感染を広げました。それが無意識的なのに意図的であったことは、親族以外には感染を広げなかったことでわかります。妙なところで看護師としてのスキルの高さを見せられてしまった気がしました。

そして、自分自身が発熱しながら親と家族の間を愉気して回る彼女に愉気をする機会がありました。二年前の彼女は、「そんなことしてたら感染しちゃうよ」と言いながら眉間に皺を寄せて若い看護師たちを叱りつけていたのですが、もう、何も心配することがなくなってしまったのか、大げさではなく、本当に観音様のような眉間の開いた穏やかな顔に変わってしまっているのです。僕は、余計なものをすっかり手放すことのできたばかりのその身体に触れながら「人はこんなにも変われるものなのか」と感じてしまいました。

彼女のとった行動の意味を看護師仲間に説明することはたぶんできません。そこには医学的な根拠は何もありません。病院に勤務している限り感染対策はずっとあり、彼女のコロナ禍も続いていたはずです。ところが、病院を辞め、「自分が感染してもいいんだ」という気持ちになった途端にうちのクラスターで感染して、それが経過したときに、彼女と家族のコロナ禍は終わってしまったのだと思います。

つまり、これが僕たちの道場で提示できる「コロナ禍の終わらせ方」でもあります。

「抗体ができたから」などということではなく、精神的に解決してしまったのです。

コロナ禍の中での道場のいままでとこれから

コロナ禍が始まってからの三年間で、「今はどこに行っても絶望と不安で押しつぶされそうな人ばかりで、自殺してしまいそうな人さえ珍しくないのに、どうしてここの道場に集まっている人たちは揃ってこんなに明るいのですか」と何度訊かれたかわかりません。それは簡単なことで、世間と同じ感染対策をしていなかったからです。

マスクをして消毒をして家に閉じこもり三密を避ければコロナは防げるという情報を鵜呑みにし、その問題点に気がつかないで生活していたら精神がおかしくなることは避けられません。それは、感染を広げないための方法であって、精神を守る方法ではないからです。精神がおかしくなってしまったら、感染は防げても他の病気になっていくことは誰でもわかることなのに、それでも感染対策の方を優先させなければならないのだと、世界中の人が思ってしまったことこそがコロナ禍です。

だから道場では、初期の頃から精神を健全に保つことを第一義としてきました。そのためにやっていたのが、感染対策を何もせず、恐怖の中に身を置いてじっと耐えるということとです。三十畳余りの空間に30人以上という過密状態での稽古を毎週やってきて、そこには濃厚接触者といわれる人が常に潜在的に混じっていたわけです。その怖さに自ら飛び込んできた人たちは、街に戻ってマスクをしながら他の人と同じように過ごしていても、心の状態はずいぶんと違ったものになります。

道場では、恐怖の克服こそが取り組むべき問題だと思っていたわけですが、恐怖は克服するものではなくて経過させるものです。意識を変えることではなくて、恐怖から逃げずにじっと耐えることによって身体が質的に変化するのを待つのです。その変化のときに、正しい方向を指し示すことができるかどうかで道場の価値は決まります。

道場で言ってきたことは、「萎縮した心を捨てましょう」ということです。「マスクをして消毒をして三密を避けましょう」という感染対策が、エビデンスをもとに弾き出した最適解だといくらスーパーコンピューターが言っても、それでは感染リスクは減るかもしれないけれども人の心は萎縮してしまいます。「治療は病院の役割であり、自分のやることは感染対策だけだ」と信じていた世間の人たちは、家族が感染して自宅療養になったら、もう、どうしていいのかわからなくなってしまいました。

でも、「自分が感染してもいい」と考えて心の健全さを守ってきた人たちは、日本中に感染が拡大してきて家族が自宅療養になったときには、もう恐怖を通り越してしまっていたので、家族の看護に集中できたのです。
そして、道場でクラスターが起きてからは、本当にすべてが変わってしまいました。それまでの心理的操作などではなく、本当にコロナ禍が経過してしまったのだと思えるくらいに道場の空気が変わりました。少々、不安を持った人が混じってきても、道場にいつもいる人たちの大半には不安がないので、不安は吸収されてしまって広がらないのです。

家族３人で整体操法を受けにきた子どもに愉気をしていたら、その子の身体がどんどん熱くなってきたことがありました。体温計を持ってきて測ったら39度でした。この家族の操法をしたとき、道場内には10人くらいの人がいたので、僕はみんなに聞こえるように少し大きな声で体温計の数字を読み上げました。その瞬間に、その場にいた人たち全員が濃厚接触者になってしまったわけです。お母さんがびっくりしてうろたえ始めたのですが、その場に居合わせた他の人たちは誰も騒がないで、顔色ひとつ変えずに平然としています。お母さんは、その人たちの様子を見て「あれ、そんなに心配しなくてもいいのかな」と思ったはずです。

このとき、お母さんが考えたことは、「自分の家族が感染したかもしれない」ということと、「他の人たちにもうつしてしまったかもしれない」ということだったと思いますが、その場に居合わせた人たちの考えたことは、「お母さんを不安にさせないようにしよう」ということだったことは、その振る舞いを見ればわかりました。

「コロナかもしれないけど、病院に行っても検査して帰されるだけだと思うから、行っても行かなくても同じだと思うけど、気になるなら検査してもらったら？」と話しました。そのお母さんは「初めてだから」と検査してもらったらやっぱり3人ともコロナ陽性で、その晩からみんなで発熱したそうです。お母さんが子どもたちに愉気をして経過させたそうですが、後日に様子を訊いたら、「普通の風邪と変わらないくらいあっけなく終わってしまいました。コロナってニュースで聞いていたのとは違って、ぜんぜん怖いものではないんですね」と話してくれました。

コロナ感染の疑いがある人への注意点は、感染拡大を防止することよりも感染を恐れる心を持たせないことであることは最初から同じです。大切なのは感染のことではなく、恐れを捨てさせる心理指導だとこちらは思っています。体温計を読み上げて、その場にいた人たちに騒がれたら台無しですが、打ち合わせをしなくても演技でもなく、みんなが自然にこういった振る舞いをするようになっていることが、道場のレベルが上がったことだと思っています。その親子の操法のあとも、僕はアルコール消毒などは何もしなかったのですが（一度もしたことはありませんが）、そこには指導的意図はなく、ただ本当に感染拡大には関心がなかったので考えもしなかっただけです。

「クラスターが起きたのに、どうしてみんな元気なのですか？」とよく訊かれました。僕は、「みんなもう経過してしまったのだから、元気なのが当たり前だろう」くらいにしか思わなかったので、「クラスターを起こすと、もう心配事がなくなるから、あなたもそうすればいいよ」と答えていました。しかし、「どうしてそんなことができるのですか？」と言われたときに、みんなが不思議がっている意味がわかりました。多くの人は、自分の関係するところでクラスターを起こしてしまったら、世間に顔向けができなくなって、もうその仕事を続けられなくなってしまったり、袋叩きに遭わされると思っているのです。しかし、クラスターが起きるとテレビのワイドショーで取り上げられてしまった時代は終わっています。僕のところも、まったく隠していないのに何の騒ぎにもなりませんでした。だから、「社会的な責任」とか、「世間に顔向けできない」とか思ってしまうのは、その人の個人的な思い込みです。

僕たちは、「自分が感染してもいい」と全員が思っていました。だから、クラスターは失敗ではないのです。しかし、「うちでは徹底した感染対策をしています」と言っていたのなら、クラスターが起きたのは失敗です。確かにそれでは正義が立たないので世間に顔向けができないと思ってしまっても仕方ありません。でも、ウイルスのパンデミックに感染対策なんか通用しないことに気がつかないで感染対策を義務的にやっている人には、この先もずっと出口がないと思います。

それから、2022年の夏はコロナ感染者が爆発的に増えた時期でした。街中を夜中までひっきりなしに走る救急車のサイレンを聞きながら不安で眠れない人が増えていたようで、そんなときに受けた質問です。

「今はコロナ感染者が増えていて、私の地元でも感染した人をたくさん知っています。でも、そんなに重症化したわけでもなく、もう経過してしまったのに、いつまでも元気になれない人ばかりが目につきます。ここの道場の人たちとはずいぶん違うなと思いました。特に、4月にここで起きたクラスターに関係した人たちが、まるでコロナ禍などなかったかのように揃って明るく元気なのが不思議です。いったい何が違うのでしょう」

コロナがきれいに経過した後の身体は、みんなすっきりしていて、コロナに感染する前よりもいい身体になっているものです。だから、きちんと経過したのに元気がないということはないのです。コロナの症状が終わったのにいつまでも調子が悪いという人がいたとしたら、それは、発熱を氷で冷やして下げたり、強い薬で経過を途中で止めてしまったからだと思います。これらは、経過したのに調子が悪いのではなくて、経過を途中で止めてしまったから終わってからもいつまでも調子が悪いのです。それから、身体の症状は経過していても、自分がコロナに感染してしまったことを悔やんでいたり、誰かに感染させてしまったことに罪悪感を感じているとか、感染したことを誰かに非難されたので元気になれないといったケースがありますが、これこそがコロナ禍という人災です。

「思っていたよりもキツかった」「高熱が出たのに苦しくなかった」「大したことなくて拍子抜けした」などと感想は人それぞれなのは、元の身体の状況が人それぞれだからです。きちんと経過した人の身体には弾力が出ているので、その感触は背中を手で触ってみれば良くなっていることが誰にでもわかります。

きれいに経過した人は、身体が良くなってコロナが終わります。そして、この経過を乗り越えられなかった人たちが亡くなってしまっているのですが、コロナの経過には、この二種類しかないのです。「コロナが無事経過できてよかった」と言っている人と、亡くなってしまったので、もう、何も言わない人の二種類があるだけですから、コロナを経過したときには、どの人にも何も遺恨がないはずなのです。

それでは、世間に大量に存在している、コロナ感染症を経過したのに遺恨だらけの神経症の予備軍みたいな人たちはいったい何かというと、コロナ感染症ではなくて、コロナ禍の被害者です。コロナ感染症の流行は自然界の現象ですが、コロナ禍とは人が産み出した禍《わざわい》です。最初は「よかれ」と思って集めた情報や対策の形が、人の手に負えないほど大きくなって人を操作し始めたものです。世の中に蔓延しているのはコロナ感染症ではなくてコロナ禍なのだということが認められれば、そこから抜け出す方法は、心が萎縮していくような感染対策をやめ、すべての人が「自分が感染してもいい」と思って生活することです。たぶん、コロナ感染者の数は今とは何も変わりませんが、コロナ禍は終わります。

しかし、コロナ感染症の経過に失敗して調子の悪い人たちよりも深刻なのは、ワクチンを打った後で体調の悪くなってしまった人たちです。ワクチンを打ってもなんともない人はいいのですが、影響の残ってしまった人たちは、もう、お気の毒ですと言うしかありません。始めのうちは、「身体の排泄する力を引き出していけば大丈夫」と言っていたのですが、三回目、四回目ともなると、こちらの微力さを思い知らされるばかりです。

コロナに感染して経過するか亡くなるかは、どちらも自然界との関わりであり、リアルな現実です。ワクチンも現実ですが、自然界のものとは程遠いものです。コロナ禍の多くは人間が頭の中で考えて作った禍ですが、ワクチンだけは現実的なコロナ禍です。

僕の道場の数百人の会員さんの中で、コロナ禍が始まってからコロナ感染で亡くなった人はまだ一人もいません。ワクチンで亡くなった人もいません。しかし、言うまでもないと思いますが、ワクチンを打ったあとで他の病気で亡くなった人たちはいます。言う必要もないと思いますが、その人たちはワクチンで亡くなったことにはなっていません。

僕の道場は、自然な身体作りを目指しているので、会員さんの中でも何かの薬を使いながら来ている人たちは、こちらで別グループと考えていました。その人たちは薬をやめれないわけですから当然ワクチンも打っていました。

ワクチン接種の始まった2021年の暮れに、会員さんの家族からまとまって年賀状を辞退する喪中のハガキが届いたのです。それがこちらの別グループのリストと一致していたので驚いてしまったわけです。その人たちの死因は、脳梗塞、肺炎、心臓発作とさまざまですが、もっと驚いたのは、家族の人たちが、「ワクチンがどう関係しているかはわからない」と言っていることです。医師が、「死因は脳梗塞であり、ワクチンで死んだのではない」と言っていることには異論はありません。死因とはそういうものだからです。しかし、何を選択したためにその死を招くことになったのかについて、残された家族が「何もわからない」と言うのであれば、無関心にも程があるのではないかと思わずにはいられません。家族の身体に触れていれば、そのとき、何が影響していたのかはわかるはずのことなのです。

第2章

もうひとつのウイルス観

ウイルス感染を文系の言葉で考えよう

少々乱暴なことは承知で、「コロナは風邪です」と言ってしまいたくなります。すると、「コロナはコロナウイルスであり、風邪は風邪のウイルスだから、別のものだろう」という答えが返ってきます。そんなことは当たり前です。科学的事実を捻じ曲げるつもりはこちらにもありません。

言いたいことは、ウイルスを見分けてどんな種類のウイルスかと特定できるのは顕微鏡の中を見ているからですが、ウイルス感染症は顕微鏡の中ではなく世間で起きていることなので、顕微鏡でウイルスを見ていたのでは実際のウイルス感染症のことは見えないのではないだろうかということです。そして、人の目ではウイルスの姿は小さすぎて見えませんが、感染した人間の身体や振る舞いをよく見ることでウイルスは見えなくても感染症を理解することはできるのではないだろうかということです。

そういった顕微鏡の外側で起きていることを見ようとすれば、ただの風邪もコロナも、感染したら身体中に過敏や緊張や硬直が起きて、発熱して発汗を経て全身が弛緩して経過が終わるという「風邪の症状」の経過をするという点で同じです。しかし、では、この広い意味での風邪が何かという点についても、科学は顕微鏡の中を調べるばかりなので、いまだにわからないままなのです。

コロナ禍が始まってから三年ですが、コロナウイルスに感染して命を落としてしまったことより災いと呼ぶにふさわしいのは、ワクチン被害を受けた人たちや、毎日が不安で精神がおかしくなってしまった人たちといった、真面目に感染対策をしていることによって被害を受けてしまった人たちの多さです。この人たちを置き去りにしながら感染対策を優先させてきたわけですが、これこそが考え方の偏りであり、公的感染対策が的外れだったことの証明です。

顕微鏡で覗いた世界をコロナ感染症のすべてだと思い込んでしまったウイルス学者が、「ワクチンを開発しなければ、人類はこのパンデミックを乗り越えることはできないだろう」といくら言っても、歴史学者は「そんなことはないよ」と言うことができたはずだし、大自然の中で生き物の営みとともに生き抜いてきた人たちも、「ワクチンがなければ生き残れないなんてのは、試験管の中ばかり見ているから考えてしまうことだ」と言っていたわけです。

それから、感染対策を優先した社会を作ってしまったときに置き去りにされている人たちのことをどう考えるのかについて、科学的事実とは別の要素をバランスを欠かずに織り込めるのは科学者以外の人だろうし、コロナ禍の世界で私たち一人ひとりがどのような心を持って生活していくことが望ましいのかを言えるのは哲学者かもしれないし思想家かもしれません。百年前のパンデミックでそれをしていたのはどの国でも宗教者だったはずです。

こういった人たちが、今、何も考えていないわけではなく、何か言いたくてウズウズしながら、でも下手に本心を言ってしまうと世間やマスコミから袋叩きに遭うような危機感の中でじっと息を潜めながら時機を待っているのだと思います。言えばいいのに。

一部のウイルス学者の言うことを鵜呑みにした政治家が巨大製薬会社と結びついて、偏った考え方で地球全体の感染対策の方針を決めてしまったことで起きているのが、実際のコロナ感染症よりも大きなコロナ禍という人災です。陰謀論よりもはっきりしたことで、いちばん大きく資金の流れる方向にしか資本主義の世界は動いて行かないのです。これは、気候変動に直面しながらも経済成長を止めることのできないほど人類に大きく働いている力ですから、「ｍＲＮＡワクチンは危険だ」などという話をいくらしたところでワクチン禍が止まるはずもないのです。

パンデミックの世界で人々を導くのが政治家ではなく哲学者や宗教家だったら、今のようなワクチン禍はなかったのではないだろうかと思わずにはいられません。


2020年に本格的にコロナ禍が始まったとき、コロナウイルスはとても危険なものだという噂が先行しました。だからウイルス学者の科学的な解説が必要になったのですが、ウイルス学者の話は専門的すぎて医師にも理解できないほどでした。これでどうやって病院に来た人たちに対処するのだろうと思ったほどです。そして、いまや感染者が病院で隔離される時期は終わって自宅療養が当たり前になってきました。普通のお母さんが、子どもや年老いた親がコロナに感染したら自宅で看護しなければならないことになっているのに、ではどうしたらいいのかを調べても、医師でも理解できないような専門すぎる解説は何の役にも立ちません。

コロナウイルスは、もはや研究室の中の専門的なウイルス学者たちだけのものではなく、世間一般の人々のところまで、もう降りてきてしまっています。それなのに専門用語でしか話せないのはおかしなことです。家族がコロナに感染したときに、どうすればいいのかと考えたお母さんが専門用語を勉強して顕微鏡の中を覗きだしたら、それはおかしなことです。子どもは、「お母さん、顕微鏡を見てないで僕を見て」と言うはずです。

電子顕微鏡は特別な人しか見ることはできませんからこの話はもちろん比喩ですが、医師が患者を見ないでモニターばかり見ていると苦情を受けるのと同じように、子どもが発熱している最中にお母さんがコロナ対策をスマホで検索することに終始していたら、子どもだって不満を持つものです。

世間の人々が、いま、もっと必要としているのは、ウイルスを解明するための専門用語や知識ではなくて、もっと血の通った言葉です。マスクをして他人を拒否する心理がもたらす人間関係はどうなるかとか、家族を隔離しないで自宅療養するときにはどういう心の持ち方をするべきなのかといったことに重きを置いてものを考えるようになれば、話す言葉も違ってくるはずだし、世間の空気感も変わっていきます。それが、いまの偏った感染対策にバランスをもたらしてくれるものです。

コロナウイルスを理解する鍵は、風邪を理解すること

コロナのことを考えようとするなら、「コロナとは何か」と「感染の問題」を分離して考えなくてはなりません。感染の問題とは、社会学的なことであり、倫理道徳の問題であ

り、一人ひとりの心の恐怖の問題です。こういったことがゴチャゴチャに絡み合って「あちらを立てればこちらが立たず」になっているうちはコロナのことがわかりません。感染の問題が分離できると、世の中で流布されているコロナ情報とは感染対策の話ばかりだということがわかります。肝心のコロナに関する情報はほとんど存在していないし、コロナのことは何もわかっていないのです。

「わかる」ということは、「経験する」ということです。コロナに感染すればコロナのことはわかります。それから、コロナに感染して発熱して苦しんでいる人の身体に手で触れることでもコロナはわかります。しかし、専門家がこの二つを「あってはならないこと」「やってはいけないこと」と決めつけて電子顕微鏡の中ばかり覗いているので、世界中の人がいまだにコロナのことがわからないままです。

マスクに手袋に防護服といった完全装備をして相手を遮断しながら相手の身体を理解しようとするのは無理な話です。無防備な心で相手の身体と一体になるつもりでコロナに感染して発熱している人の背骨に素手で触れてみれば、頸椎部から上胸部にかけてのどこか一点が激しく硬直していることがわかります。全身で苦しんでいるように見えるのですが、硬直している部位はとても狭い範囲です。身体は全身の力を使ってその一ヶ所に集中して、その人の体力でできる最大の緊張状態を作ろうとしています。その硬直の部位は経過とともに腰のほうに移って消えていきますが、そこまでいくともう身体はゆるみ、経過は無事に終わります。

ここまで経過するのに高齢者に感染者の多かった2020年のタイプは一週間くらいかかった人もいましたが、2022年のタイプは元気な子どもだったら一日で経過してしまっています。経過日数が安定していないのは、人類がコロナウイルスとつき合い始めてからまだ日が浅いからです。この、激しく緊張して発熱し、発汗して最後に全身の皮膚がゆるんで終わるという順序をたどる一連の決まったプロセスは、風邪もインフルエンザもコロナも同じです。

いま、コロナ禍の中で私たちが知って理解すべきことは、コロナ感染症も風邪と同じこのプロセスをたどるものであるということと、このプロセスを終えた後の身体は、感染する前よりも弾力が出て良くなっているということです。

この風邪のプロセスを理解することでコロナ感染症がわかります。それにはまず、人類がまだよく理解していない風邪の本当の意味を知ることです。

昔の人たちは、風邪は病気ではなく、きちんと経過すれば身体を良くしてくれるものであることを知っていました。それがわからなくなってしまったのは、病院の治療が検査して薬を出すことばかりになってしまって人の身体に触らなくなったからだと思います。民間療法で子どもたちの身体にしっかり触っているお母さんたちのほうがこのことをよく知っています。

一人の人の身体を風邪にかかる前と、発熱中と、経過した後に触って背骨の様子を比べたら風邪が何をしているのかがわかります。そして、高い熱はこわばった身体に弾力を回復させてくれることがわかるし、薬で熱を下げたり症状を止めてプロセスの邪魔をすると風邪をひく前より背骨が硬くなってしまうことも触って確かめることができます。風邪のときに薬を飲んではいけないと思っている人は、化学物質を取り込むことがいけないと思っていることが多いのですが、風邪のプロセスの邪魔をしてしまうことがいけないのです。

この、緊張して発熱し、発汗して弛緩する風邪のプロセスをきちんとやり切ることの重要さに比べると、過程の途中で発生する頭痛や喉の痛み、下痢などの症状はオプションのようなものです。その意味は、風邪のプロセスというのは体温が急変動し、身体も最大の緊張から弛緩、収縮から拡張へと内的に大変動するのです。その大変動についていけない部位がその人の身体の弾力のないところですから、ふるいにかけられたようにその人が前もって持っていた弱いところが浮き上がってくるわけです。ですから、現れた症状というのは、「ウイルスに攻撃されているところ」ではなくて、「前もって持っていた自分の問題点」が身体の表面に現れただけなのです。それを変えてくれるのが風邪です。

身体の問題点というのは、気がつかないといつまでも内在し続けるものですが、痛みが出たり気になり出したら変わっていくものです。だから昔ながらの民間療法では、異常の出てきた場所に蒸しタオルを当てたりして、症状をさらに引き出していくようにしたものです。頭が痛い時に首の後ろを蒸しタオルで温めたり、喉の痛い時に足湯をしたり、下痢のときには内股まで湯に浸けたりする方法が民間療法に見られる知恵ですが、これらは症状を治すためではなく、風邪のプロセスをスムーズに移行させるためのものです。

つまり、ウイルス感染によって身体に起きることは、「緊張して発熱、発汗して弛緩」というプロセスこそが本命であり、自分の中の力を引き出すようにしっかり熱を出し切ることで、今までにないレベルで身体がゆるむようになるのです。弾力を得るということは、恩恵以外の何物でもありません。

そのことがわかってしまえばコロナは怖いものではありません。ウイルスを撃退できるかどうかを心配していたことがまるで見当外れだったことがもうわかります。そして、症状は違っても身体の中では風邪のプロセスと同じことが起きているのだということが見えてくれれば、家族がコロナに感染してもそれを経過させてあげることができるようになります。

風邪とは何か

「どんなときに人は風邪をひくのだろうか」という話をすると、その人のウイルス観がわかります。

「自分で回復できないほど疲れたときに風邪をひく」

そう考える人は、風邪が身体を良くするものだと思っています。風邪をひいたあとは身体がリフレッシュされることを知っています。しかし、人生に一度しかないような、本当に自分を解放してくれるような風邪にはまだ巡り合っていないのかもしれません。

人は、「やりたくないけどやらなくてはならないこと」に追われて生きているうちは、その疲れを癒してくれるものをありがたく感じます。でも、「そうするしかない」と思っていた価値観が変わってしまうほどの転機が訪れてしまうこともあります。いままでと同じことはできなくなっていくので、転職、引っ越し、離婚などの環境を変える出来事が自然発生します。

身体と心と環境はひとつのものなので、身体も変わっていきます。このとき人は身体を変えるために今まで経験したことのないような大きな風邪をひくものです。高熱が出たりしますが、変化のときであることを無意識ではわかっていますから不安はありません。そして、風邪が経過してしまったあとはすべての遺恨がなくなってしまって心と身体と環境が新しいバランスにあります。自分の生き方を自分でリードしはじめるので、もう今までのような疲れをリフレッシュするための風邪は必要がありません。これが人生で一度だけ起こる、ターニングポイントでひく風邪です。

「健康管理を怠ると風邪をひく」

と答える人は、模範的であり優等生的です。学校や会社など組織の中では歓迎される答えです。こういう考え方のできる人がエリートと呼ばれて組織を先導することができます。しかし、健康というものは管理して得られるものではありません。そんなことは忘れてしまっているときにだけ気がついたらそこにあったというようなものです。管理でもたらされるものは萎縮であり、それは本物の健康ではありません。管理することで健康が得られると考える人は、風邪をひいたらこれも薬で管理しようとするはずです。そうして自然から遠のいていく身体はどんどん人工化が進み、いびつに萎縮していきます。

管理されることを打ち破るように自然発生してしまうのが本当の健康です。風邪はそういうときにひくものです。つまり、風邪をひくということは、自由を求めることなのです。しっかり熱を出して、なるに任せて風邪のプロセスをやりきったあとは、この上なく心が自由になっていることを見つけられるものです。

「子どもが成長の節目に風邪をひきます」

そう言う若いお母さんの話を聞くとホッとします。子どもの病気を成長と見る目があるならば、それは自然で健全な育児ができているのだと思います。幼児期から熱を出し切る身体を作っていけるように見守ってあげると気の通りのいい状態になっていきます。それは自分に必要なことが自然に受け取れるようなことです。

おたふく風邪、水疱瘡、麻疹などのウイルス感染で起こる子どもの病気は、成長にとって必要だから必要な時期に起こります。これらの定番となっているウイルス感染症にも風邪のプロセスがあります。熱を出し切って経過をやり切った子どもが、経過を終えた途端に急に言動や振る舞いが大人びているのを感じたならば、それは自然な成長を守ってあげることができたからです。

風邪は脱皮である

つまり風邪はリフレッシュの働きをしていますが単なる疲労回復ではありません。風邪の本当の役割と意味は、生まれ変わりであり成長です。生まれ変わることとは、いまの自分が死んで別のものになって生きることです。成長にも同じ意味が含まれています。

しかし、人はそれを純粋に素直な心で受け入れることがまだできません。成長は自分の理想に近づく自己実現だとしか思うことができないからですが、それはエゴです。生まれ変わりの成長とは、頭で考えた通りになっていくことではありません。自分の中にあるのにまだ知らなかった自分が実現してしまうことであり、自分の中に隠れていた力が引き出されて、それを使える者になることです。

生まれ変わって成長するということを人類が風邪を使ってやれるようになったのは、進化の過程で体毛を失うことで皮膚が露出し汗をかけるようになったからです。体毛を捨てることは無防備になるということです。外敵と闘うのなら厚い体毛で身を守っている方が有利ですが、人は体毛を捨てることで闘う心と警戒心を捨てたのです。それが生存により適している、生き物としての本当の強さだからです。

皮膚の状態こそが心です。そのことがよくわかるのは、梅雨の季節です。空気中の湿度が上がって皮膚が閉ざされるので心が鬱々としてきますが、身体を動かして思い切り汗をかくことができると気分が変わってしまいます。

もっとわかりやすいのは、どうしていいかわからないほど困ったり、鬱々としてネガティブで不安で否定的な心のときに熱い風呂に浸かって汗を出して、風呂上がりに丁寧にタオルで出てくる汗を拭き続けたあとでは、さっきまでのネガティブな心はどこかに消えてしまって平穏な心があることが感じられるものです。考えてもわからなかったことが突然わかったり、困っていたことの解決策が突然わかったりします。さっきまで逆風の中にいたはずなのに追い風の中にいると感じられるほど変わってしまうのは、自分の皮膚の内側に溜まっていたものが皮膚から外に出始めたことで起こる感じかたの変化です。

毛穴が開いて皮膚から何かが出ていくときの心は、何かから身を守ろうとして皮膚を閉ざしていたときとはまるで違っています。

この、汗をかくことで起こる内的な化学変化は日常的に心を浄化してくれますが、これと同じことの大きなものが風邪をひいたときに起こる「緊張して発熱、発汗して弛緩」というプロセスです。そして、それの特別に大きなものが人生に一度だけひくターニングポイントの風邪です。

だから、風邪のプロセスの終わった後で皮膚がゆるんで警戒心が何もなくなったならば経過がうまくいったということであり、不安が残っているのならばそれは経過の失敗なのです。

風邪をひくことは、自分の殻を破って前に進むことです。発熱と発汗によって古い皮膚を捨てることです。古い自分を捨てて新しい自分になる脱皮です。

脱皮をするものの象徴はヘビです。だから旧約聖書にある『エデンの園』の話にヘビが登場します。『エデンの園』は人が生まれたところにいられなくなって外へ外へと向かい、あるところで間違いに気がついて、元いたところに戻っていく話ですが、それを煽動しているのがヘビです。人は、外へ外へと向かう力を得るときも、引き返すきっかけになる気づきを得るときにも風邪をひいて脱皮をしているのです。

風邪の重さは身体の鈍さと恩恵の重さ

風邪には重さがあります。軽く経過するものと重く引きずるものがあります。感染したウイルスが強毒性なのか弱毒性のタイプだったのかという話ではありません。ウイルスの種類を細かく見分けるのはどうでもいいことです。僕たちが考えていきたいのは感染したのが同じウイルスなのにどうして軽く経過する人と重症化する人がいるのかという話です。それは風邪の重さの原因を自分の中に探すことです。要因は複雑ですがそれを紐解いていくことが自分にとっての風邪の理解です。

風邪をめったにひかない、もしくはぜんぜんひかないという人たちがいます。身体のコンディションが良くて過ごし方が上手でひく必要がないか、身体が鈍くてひけないかです。風邪をしょっちゅうひくのは身体が敏感なのではありません。過敏は鈍感の仲間です。風邪をひいても軽く経過してしまう人は、身体が敏感でいつもいい状態に近づけているからかもしれませんが、体力がなくて熱も出せないのかもしれないし、心が忙しくて風邪に集中できなかったのかもしれないし、風邪をきちんとひいたことがなくて身体が風邪のひき方をまだ知らないのかもしれません。

風邪をひいて重症だった人、経過が重かった人は、それだけ身体の大掃除をしたわけですからめでたいことです。風邪の重さとは捨てたものの重さです。次回はずっと軽いはずです。

風邪には強さというものもあります。高熱を出せるのはウイルスの毒性の強さではなくて本人の体力の強さです。体力がないと風邪の症状もショボくて大したことを起こせないのです。高熱が一気に出せて一気に下がって経過してしまうのが身体の強さです。子どものうちからこういう風邪のひき方ができるように導いていきたいものです。

しかし、そうは言っても若い両親が我が子の発熱を見守るときは不安です。本当にこれで大丈夫なのだろうか、この子はこれを乗り越えられないのではないかと考えてしまいます。しかし、風邪のプロセスとは自分のギリギリのところを追い込んでいく作業ですからそういうものなのです。


発熱とは未知の世界へ旅することです。自分の知らないところまで走って行くようなものです。それは遠い世界へ自分の体力の限界まで思い切り走って行って、力を使い尽くして「もうダメだ」とバタンと倒れて死んでしまうようなものです。

そうやってやりきった瞬間に発熱が終わって身体がゆるみはじめます。死んでしまうことができたから生まれ変わります。風邪による身体の内的な化学変化はそうして起こります。

それを、なんの疑いもない心でできるようになりたいのです。

育児経験の浅い若い両親がこの経過を平然として見守ることは困難です。経験がないからです。

昔は5人も10人も子どもを産んで育てたお母さんたちは当たり前にいました。はじめは不安でも10人も経験すればわかってしまいます。昔はこういうお母さんたちがどこの地域にもいたので不安なときに見てもらえば、「これは大丈夫だから頑張って」と言ってもらえたのですが、今は下手をすると年老いた両親にさえ首をかしげられてしまいます。

若い夫婦が子どもを授かると「最高の子育てをしたい」と誰もが思います。そのとき思いつくことが「自然な子育て」のようですが、いざ風邪をひいて高熱が出ると考えてしまいます。妻が（別に逆でもいいのですが）、「この子はこの風邪を自力で経過できるはずだから、余計なことをしないで見守っていてあげよう」と言うと夫が、「僕もそう思っていたけれど、この熱は尋常ではないからこの子が乗り越えられる保証はないと思う。自然な風邪の経過をさせるのは熱がこんなに高いときではなくて、もっと安全で確実に経過できる次の機会を待つことにして今回は解熱剤を使おう」と言ったりします。昔だったら近所の経験豊富なおばさんが現れて「バカ言ってんじゃないわよ」と叱られたところですが、今は経験のない人ばかりが集まって相談するので、賢く安全策がとられて子どもの自然な経過の機会は失われていきます。

「安全な発熱」なんてありません。乗り越えられないはずのものに向かって行ってしまうから熱が出せるのです。しかし、熱を出せる限界を決めるのは自分の体力ですから、取り返しのつかないほど自分を壊してしまう熱は出せないのです。そうして乗り越えられないつもりで向かったはずのものが乗り越えられてしまうというドンデン返しが起こることが、生まれ変わるほどの成長と恩恵を受け取れる風邪の仕組みです。

しかし、ただの風邪ならともかく、インフルエンザやコロナでは、この経過の変動に耐えられず命を落とす人さえいるのに恩恵とはどうなのでしょう。高熱は乗り越えられないかもしれないと思っている人たちが不安になるのも当然です。これには少しこじれた問題が潜んでいるので、よく検証する必要があると思います。

まず、高熱が乗り越えられないというのは、乗り越えられないほどの熱がウイルスのために出たのではなくて、身体に熱を捨てるための出口が開いていないのです。これは熱中症になる子とならない子を前もって見分けられる人ならわかる話です。そんな、熱が体外に捨てられないような身体を作ってしまったのは、過去にやってしまった熱を下げた経験です。鎮痛解熱剤は風邪のプロセスを途中で止める働きをするものですから、そんな薬を常用していた人の身体が、緊張して発熱し発汗して弛緩するという一連の精妙な働きがうまくいかなくなってしまっているのは当たり前のことであり別に不思議なことではありません。「高熱に耐えられない人である可能性もあるからすべての人に薬を使うのだ」と言う医師もいるのですが、高熱に耐えられない身体は前もって薬で作られているのです。

それから、一般の人に「人は風邪を自力で乗り越えられない」と思わせてしまう心を作らせる情報は、スマホの中にあふれています。

後遺症が残るのは経過の失敗

コロナ感染症が終わってからも「匂いがしない」「味がわからない」といった後遺症がいつまでも残っている人が多くて、経過の最中よりも後遺症の方が怖いという話を聞きます。これは不思議なことです。僕の観ている人たちも経過の途中で嗅覚と味覚に変動を起こしますが、経過が終わってしまったら例外なく嗅覚と味覚は元に戻っているからです。

確かに、味覚と嗅覚が戻った人たちも、発熱して激しい症状を起こしている最中は異常を起こしている感じはあります。味覚と嗅覚に関係する首の後ろの部位は激しく緊張していきます。僕たちは、そこがきちんと経過するように手を当てながら気を集めていくのですが、それは過度に緊張してしまっているところに起きていることを止めるためではなくて、もっとしっかり緊張させるためです。そうやって経過を促すことをやってはしまいますが、別にそんなことをしなくても激しく緊張を起こした部位は、緊張しきったらゆるんでしまうものです。しかし、身体が緊張しようと必死にやっていることを途中で止めたら身体は緊張したままで反応が終わってしまいます。後遺症が残るというのは、こうして途中で止めてしまったからなのではないでしょうか。

コロナだから後遺症だと恐れられていますが、これと同じことは風邪の経過で普通にやられています。発熱している時に身体を冷やして熱を下げれば風邪が終わってからもずっと体調が悪いものだし、汗を冷やしてひっこめれば咳がいつまでも残ります。これらは同じ後遺症です。

それは、風邪の経過が脱皮だということを思い起こしてもらえればわかる話です。脱皮を途中で止めたらどうなるかということです。セミやトンボや蝶が羽化するときにその羽に触ってしまったら羽が開かないまま固くなってしまってもう飛べなくなってしまうことは、やってしまったことのある人なら知っています。後遺症が残るのは、発熱や発汗という風邪のプロセスを途中で止めたからであり、脱皮の失敗なのです。

それから、風邪のプロセスを上手に経過すると心が変わるということを話しました。風邪が終わったときには、すべての遺恨がなくなって心が綺麗な状態になっているものです。だから起きていることを怖がって疑うことは、上手に経過できるかどうかに影響します。アオムシが上手にサナギになってきれいに蝶になれるのは、これから我が身に起こることを知らなくて疑いも恐怖もないからです。

2020年の初期のコロナ感染者は、症状を無事経過して復帰してからも社会から差別され、離職や転居や自殺に追い込まれた人がいました。退院したあとで村八分が待っているかもしれないという心理状態で経過を上手にできるのかということです。それに病院の隔離というものは患者のためであると同時に患者を分離して否定する心が含まれています。それは隔離された人にだけわかることです。それで家庭で家族に肯定的な手当てを受けながら過ごした人と同じ経過をたどるはずがないのです。

こういう話をしても、「そんなのはオカルトだ」と言って聞く耳を持たない医師がどこにでもいるのですが、それはウイルスばかり見ていて患者を見ていないからです。

ウイルスではなく人体の方に目的がある

自然界で起きている出来事は複雑に絡み合っていますが、どれも他意がありません。だから起きていることをありのままに見ればいいだけなのですが、人間はそれができません。ヘビがカエルを咥《くわ》え込んでいる場面に出会ってしまうと、「凶悪な乱暴者が善良な弱者を毒牙にかけようとしているところへ旅人が通りかかって助けた」というストーリーが思い浮かんでヘビに石を投げたりしてしまいます。人は、こうやって物語で考えるしかできないようなのですが、その物語がひとりよがりだったり「井の中の蛙」的な視点になっていないかを検証することが、「起きていることをありのままに見る」ことです。

現在のコロナ禍の背景にあるストーリーは、「コロナというかつて人類が遭遇したことのないほど凶悪なウイルスが現れて、人類を餌食にして増殖し拡散している。この未曾有の危機を乗り越えるためには人類は力を合わせてこれを撲滅するべく戦わなくてはならない。しかし、人類には科学という知恵がある。新しく開発されたワクチンと消毒薬が我々を凶悪なウイルスからきっと救ってくれるだろう」というものですが、これはほとんどゾンビ映画の脚本です。政治家と製薬会社はこういう話が好きかもしれませんが、ウイルス学者やマスコミは組織とは別に一人ひとり自分の頭でこれに代わるもっとマシなストーリーを考えなければなりません。私たち一般市民の一人ひとりが今とは違った物語を持てるようになったときにコロナ禍は終わります。

おたふく風邪（耳下腺炎）というウイルス感染症があります。ほっぺたがお多福さんのように腫れることで知られていますが生殖器に関係している感染症です。子どもに感染するものですが、こじらせると睾丸炎や卵巣炎や膀胱炎を起こすことがあります。大人が感染するとインポテンツになることも知られています。このおたふく風邪に関する物語には二つあって、誰もがどちらかの物語を信じています。

現在、広く流布されているのは、「おたふく風邪は生殖器を壊す病気です。感染して発熱した場合は鎮痛解熱剤でしか治療できません。集団で流行した場合に防ぐ手段はないのであらかじめワクチンを打っておくことが必要です」というものです。この物語を信じていないと保育園にも入れてもらえないことがありますし、スマホで検索すればこちらが出てきます。

もうひとつの物語は昔からあるものです。「おたふく風邪は生殖器を育てる病気です。6歳以降の子どもが感染するのは生殖器が発育する準備の年齢になったからです。発熱時におしっこが近くなるのは腰が変化しているからです。発熱中は耳下腺が腫れ、喉や耳や歯が痛みます。耳下腺は片方ずつ腫れますが、片方しか腫れない場合は腫れない側の気の通りが悪いのでそちら側の足首を温めてあげると通ります。腫れるべきところがしっかり腫れて、しっかり発熱して経過することで腰が育ちます。大切なことは経過を途中で止めないことです。熱を下げても足首を冷やしても途中で止まってしまいます」

この二つの物語はまるで真逆です。昔からの物語を知っている人たちは、おたふく風邪を途中で止めたら生殖器の発育が途中で止まってしまうと思っていたので、西洋医学はワクチンと解熱剤を使うと知って驚いたわけです。それはやってはいけないことだと経験的に知っていたからです。そして近年の不妊症や性同一性障害の民族規模での大発生を見て「言わんこっちゃない」と思っているわけですが、昔からの物語を知らない人たちは、「まだワクチンが行き届いていない」と思っているわけです。

起きていることをありのままに見るだけのことがこんなに難しいのです。ひとつの同じ出来事を見て「ウイルスが人を攻撃している」と思う人と、「ウイルスに助けてもらっている」と思う人がいるのです。どちらの物語を信じていても別にいいのですが、ウイルスが敵だと思っている人が受け取っているのは災難であり、ウイルスが人を助けてくれていると思っている人が受け取っているのは恩恵です。ウイルスを撲滅することを考えるよりも、コロナウイルスが人に何をしてくれているのかという物語を探して見つけ出すべきなのではないでしょうか。

風邪は平衡状態を取り戻すもの

火山が噴火すると地下のエネルギーが落ち着くように、また、生理前はイライラして人に八つ当たりしていた女性が生理が終わったら人が変わったようにしおらしくなってしまうように、風邪をひいた後も、ひく前に比べるとエネルギーはだいぶ穏やかに落ち着いています。

「そんなことは当たり前だ。聞かなくてもわかっている」と言われてしまいますが、本当にそうでしょうか。僕の感じるところでは、風邪をきちんとひいて、風邪の恩恵を受けて、風邪をひいたような身体になっている人を街中で見かけることはほとんどありません。風邪はもちろん誰でもひいているはずですが、風邪をひき切るということは意外に難しいのだと思います。

風邪のエネルギー調整はガス抜きではありません。「風邪をひいたら身体のあちこちの疲れが取れて、また明日から仕事を頑張れるぞ」と思ったのなら大した風邪ではありません。風邪はゼロリセットではありません。元の自分に戻るのではなくて、変わってしまうことです。いままでと同じことには興味が持てなくなってしまうかもしれないくらい自分が変わってしまうことです。

「風邪で高熱を出したら、長年の病気が治った」と思うのは勘違いです。

心底から風邪をひくと身体の弾力が上がってすべてが良くなっているのですから副次的に病気が治ったりするのはよく起きていることですが、風邪が変えてくれたのは病気よりももっと根本的で深いレベルのことです。高熱を出すと一緒に病気が治ってしまったりするのでややこしいのです。風邪によって起きた変化は病院の検査機器で見つけられるようなものではありません。人の中にあって検査で数値化できない大事なものが、とてつもないレベルで快方に変化してしまうのが風邪です。それは、薬物治療をしていくと病気が治って検査の数値が良くなっていくのに健康のレベルと生命力が下がって元気をなくしていくことと対照的です。

この、風邪をひき切ったことで身体がどう良くなったのかを認識することが難しいのは、それが現代人が抱いている身体が良くなることのイメージとはだいぶ違っているからです。スポーツで身体を鍛えたり食べ物に注意したりするのは、それが健康のイメージに身体を近づけてくれると思っているからですが、風邪をひいたことで起こるのはもっと別のことです。それが何かといえば、風邪は平衡状態を取り戻してくれるということだと思います。

平衡状態とは身体の中のバランスがいちばん無理のないところに落ち着くことでもありますが、自然界との平衡状態を取り戻すことでもあります。

身体を鍛えて強くなることは風邪をひかなくなることです。それは学校やビジネスの競争社会で勝ち残るのと同じ価値観です。そうした、戦って誰にも負けないことで得られる安心感は、敵がいないために戦う必要がない安心感とはだいぶ違います。

つまり、平衡状態とは敵がいないことです。風邪というウイルス経験は新しい身体に変わることですが、身体が変われば心も変わります。風邪をひき切って上手に経過すると、心の中のすべての疑いがなくなって、すべての遺恨がなくなってしまいます。

どうしてそういうことが起こるかというと、風邪で起こる「緊張して発熱、発汗して弛緩」というプロセスの終着点は、「すべての皮膚がゆるむこと」だからです。皮膚の状態が変わることの重要さに比べたら経過の途中で病気が治ることなど些細なことに思えてしまいます。皮膚が変わることは、警戒レベルが変わることです。戦って勝つこと、負けないように抵抗することで人は皮膚を閉ざし壁を作って自ら平衡状態を失ってきました。皮膚こそが心です。透明な皮膚を取り戻して警戒心を捨てたときに、人は必要なものが自由に出入りできる身体を取り戻すことができます。

民間療法は絶滅してしまったのか

ヘルマン・シュルツというドイツ人が書いた『川の上で』という小さな本があります。舞台は1930年代のアフリカで、川沿いの小さな村に赴任してきたドイツ人宣教師は、現地の感染症である熱病で妻を亡くし、娘も昏睡状態になってしまいます。一刻も早く娘を近代的設備のある病院で治療を受けさせなくてはならないのに、病院のある町までは一週間かけてボートで川を下る旅をしなくてはなりません。夜の川は危険なので途中の村で泊めてもらうのですが、村ごとに呪術師のような治療師がいて娘に手当てをしてくれます。はじめは、それを見て「娘に変な魔法をかけないでくれ」と思っていたのですが（そのような迷信から現地の人を救うために文明化を促すのが宣教師の仕事です）、娘が回復していくときに呪術師たちが何をしてくれていたかをだんだん理解していきます。そして、ボートの上ですっかり元気になった娘が父に心を開いていく様子を見て、ヨーロッパとは違ったものを大切にしている文化があることを知ることになります。

この本のことを僕に教えてくれた女性は、自分が小学校二年生だった1970年の教室で担任の年配の女性が、「あなたたちは風邪をひいたらどうしますか。あなたたちのお母さんは、もう知らないかもしれないけれど、私たち日本人は戦争が終わったほんの25年前までは、いまとはまったく違う手当てをしていたのです」と話してくれたことを憶いだしたそうです。

「風邪は病気ではないから、起きていることをようく観るのが看病だったのに、薬を飲ませたり身体を冷やして熱を下げたりする西洋式の風邪の看病に変わってしまったのです」

そういえば、僕の妻の祖父は和歌山県の熊野川の河口の村で昔は医者をやっていたのですが、妻が子どもの頃に風邪をひいて熱を出したときにしてもらったことといえば、熱いものを食べさせられたり、ストーブを焚いて室温を上げたり布団を重ねたりして体温を上げることでした。それから、経過を促すには、義母は般若心経を唱えながら経文で身体をさすってくれたそうです。いまの若い人が目撃したら、ほとんど魔術にしか見えないと思いますが、これが医者をやっていた家で家族にしていた風邪の手当てだったのです。妻が子どもの頃は、他にもいまから思えば不思議な技を操る呪術師のような人たちがその家にはよく出入りしていたそうです。熊野古道は世界遺産になって保存されていますが、呪術師たちはもういなくなってしまって、その技も途絶えてしまったように思います。

このような、20世紀に西洋医学が世界中を席巻するまでは各地にいたであろう呪術師たちが、どんな呪文を唱え、どんな薬草を使って、何をしていたのかはもう知ることはできません。しかし、呪術師たちの技術がわからなくなってしまっても、その技術を使って何をしようとしていたのかは容易に想像することができます。

自然界には風が吹いて水が流れているように、人の身体の中にも流れるべきものが流れています。何かの法則に従って流れるべくして流れているそれらを「気の流れ」と呼ぶことに世界中の呪術師は異論がないと思います。気の流れのつかえているところを通すことで秩序が回復するということを共通してやっていたはずなのです。それは、身体に起きようとしていることを止めることではなく、なるようになっていくことを手助けすることですが、現代医療が薬で症状を止めることを治療と称しているのとは真逆の思考です。気の流れが通れば秩序は回復するということさえ押さえてしまえば、どのタイミングでゆるめるのか、あるいは引き締めるのかは身体を観ていれば自然にわかりますから、どんな呪文を使ってやってもいいわけです。逆に言えば、自然界と人体における気の流れの秩序や乱れが観えなかったら、同じ呪文を使って同じようなことをしても何も起こらないわけです。家庭における風邪の手当てでも気を通すことをしていた人たちは、戦後から普及し始めた氷で冷やして熱を下げたり薬で症状を止めるやり方をしたら、気が通らない身体になってしまうことが観えていたので、そのことを訴えていたわけです。

昔の呪術師や治療家が玉石混交だったのは基準がなかったので当然のことですが、いまの時代には想像もできないこれらの技を操って人の身体をかなり高いレベルで整えることのできた人たちがいたことも確かなことです。神や聖霊の名において呪術師たちがやっていたこれらの技術が、時代が変わって一般の人たちのところまで降りてきて民間療法になりました。だから、民間療法というのは、西洋医学とはまったく別のところからきたものですが、決して世間で思われているような迷信の寄せ集めのといったレベルの低いものでもないし、いい加減なものでもないのです。しかし、民間療法こそ玉石混交でした。同じ技術を使ったとしても、その技術にどんな意味を見つけることができるかを決めてしまうのは使う人の心の持ち方です。精神が未熟だと、死ぬべき人を引き留めようとしてしまったり調和を破ることに価値を感じてしまいます。それこそが魔術です。本当は、自然界の心を理解した人たちの民間療法とは、病気の経過を通して人に自然界の理を教えてくれるものだったのです。

そんな遥かなるいにしえの治療師たちの神秘的な技術は、前世紀の一般家庭の普通のお母さんたちの民間療法による風邪の手当てで開花したようにも思えます。病院ではなく家庭で経過することに意味があるのです。それは、風邪をひくことと風邪の手当てを受けるということが、悪いものを封じ込めるのではなく、自分が自由になっていくことであり、自分の中に隠されていた要求が実現していく変化のことだからです。

「風邪は病気ではない」「風邪は必要があるからひく」「熱は自分の身体が出している」「ウイルスは敵ではない」

この辺のことが納得できている人がそばについて看護してくれるということは、自分が要求に合わせて変化することを認めて肯定してくれているということです。そのとき風邪はその人にとって素晴らしい経験となります。子どもなら、それは心の成長だし、大人なら人生を振り返って浄化することになるのかもしれません。アフリカの呪術師の治療を受けて熱病を経過した少女が経過したときに心を開いたというのは、自分が生きているのは他のものとつながっていることがわかったからです。それがわかってしまうと、世界の見え方が違ってきてしまうのです。

風邪が生まれ変わったような経験になるかどうかを決めているのは、本人もそうですが、看護する人がその経過を肯定的に考えているかどうかが大きく影響します。

「ウイルスは敵だから排除する」「感染拡大しないように隔離しよう」「ウイルスの熱で身体が壊されてしまう」といった心で経過したのでは風邪の恩恵を受け取ることができないのです。

どんな風邪でも、それがきちんと経過して終わったときの状態は決まっていて同じです。身体の中が整っているだけでなく、環境との調和がもたらされ、すべての遺恨が消え去って終わります。発熱したり、いろいろな症状が途中にありますが、それが調和に向かうために身体が自らやっていることなら止める必要はありません。

しかし、身体と環境との調和という視点がないと症状をなくすことが治療になってしまいます。それは世界がまだ見えていない、自分のことしかわからない子どものような視点です。身体のどこかを押さえたり薬草を貼ったり飲ませたりといったことを、熱を下げたり炎症を止めたり痛みをなくすためにしているのが民間療法だったら、時代が変わればっと効果の強い化学薬品に置き換わってしまうのは当然です。しかし、自然界にも人の身体にも同じ気が流れていて、人の健やかさとは自然界の中での気の流れの調和のことなのだということがわかれば、化学薬品では気が整わないことが見えてきます。そこが大事な分かれ目です。

昔はウイルスの存在も知られていなかったし、気という概念もあやふやな時代が何世紀も続いている間は、自然界と人間の調和が見えたのはやはり特殊な人たちだけだったのかもしれません。悪いと思われてしまうものを含んだまま全体の調和を見渡せるようになることは難しいことですが、全体の中から悪いものを分離して排除すれば解決すると考えるのは容易だからです。

そして時代は下って顕微鏡が発明されてウイルスというものの存在がわかりました。ウイルスの存在と発見は科学的事実ですが、排除しさえすればいい攻撃対象が見つかってしまったことは宇宙全体の調和の解明を目指していたはずの科学にとっては不幸なことでした。

自然界との調和を取り戻すことで人体にバランスをもたらす呪術師たちの特別な技術がせっかく一般の人の間で広がりを見せ始めていたのに、ウイルスという攻撃対象の発見に次いで20世紀に起きたことは、自然界との調和などわからなくともウイルスを退治できる化学薬品の普及でした。これは安易な方法であり、人類全体にとっては不幸な出来事のように思います。子ども時代から薬を使ってしまって風邪をきちんとひいたことのない人は、自分が生きていながら自然界の中での自分の居場所が見つけられません。自然界とのつながりが見つからないから孤立したままなのです。

古代から人類は自然界の脅威にさらされて生きてきました。自然界の中に人工的な空間を切り拓くことで人類の領域を守ってきました。ずっとそれを続けてきたので、気がついたら地球上はいつのまにか人工物で覆い尽くされるほどになっていました。人間の身体も同じで、薬物を使って人工的に管理しすぎてしまったために自然治癒力という自然界の力がわからなくなってきてしまいました。民間療法というものは、人間の身体が自然界からの恩恵を受け取るための方法を提示してくれていたと思うのですが、20世紀の後半には家庭内でも薬物の使用が普及してきて昔ながらの手当ての方法は失われていきました。

薬で止めない本当の風邪の経過を経験したことのない人が増えてきて、民間療法は絶滅していくのだろうかと思いながら迎えた21世紀に起きた文明的変化はスマホの普及でした。病気の子どもを前にしてスマホに症状を打ち込んで必要な薬を検索する若いお母さんの姿を見て「人はもはや自然界の生き物ではなくなっていくのだろうか」と思わずにはいられませんでした。

そんな時代に現れたのがコロナウイルスです。感染を警戒することが強要され、他人に触らないことが公衆衛生になりました。民間療法でやってきた、心を寄せて他人と同化するような手当ては人目をはばかるどころか、もはや根絶されてしまうのかと思われました。

しかし、そんなことはありませんでした。逆に、コロナ禍の世の中になってみて、風邪のプロセスを薬を使わないで経過させることに疑いを持っていない人の多さに気がつくことになりました。民間療法はもともと地下組織的というか世間の表面には現れない水面下での広がりです。自然治癒力を身体の中に取り込むための基礎的な下地は無意識の連帯の中に残っていたのです。今までも、子どもに予防接種をさせず自分自身に薬を使わない人たちは、公共の場でそれを言うことは肩身の狭いことでした。ワクチンを打たず、薬も使わず、コロナに感染してもただの風邪のように経過させている人たちの存在場所は、これからもアンダーグラウンドなのかもしれません。でも、それでいいのだと思います。これだけしっかり根を張っていれば、時機が来ればいつでも芽を出し開花することができそうです。

風邪をひけない人たち

風邪をひかないとか、ひけないという人たちがいます。生きている人ならよっぽど深刻な病気のある人でなければ風邪をひかないわけはないので、上手にひけないということだと思います。

健康に関することに強い興味を持っている女性がいました。その女性は健康関係の編集者で西洋医学の知識だけではなく漢方や民間療法にも詳しい人でした。風邪をひくことは良いことだと知っているし、西洋医学に偏って薬を使いすぎてはいけないことも理解していて、喉が痛いときにはこの薬草、下痢が止まらなければこの方法というようにたくさんのハウツーを集めてそれを紹介することを仕事にしている、ある種の専門家でした。

そんな彼女から自分自身はしょっちゅう風邪をひいていると聞いて僕は不思議な気がしました。風邪はきちんとひいたら、しょっちゅうひくものではないからです。でもその女性は、風邪は身体を良くするもので、自分は知識をうまく活用してやっているから普通よりも風邪をひくのだと思っていました。自分の健康法が的を射ているから身体を自然な状態に近づけるために風邪を誘導していると考えているようでした。

そういう前置きがあったにもかかわらず、僕は、その女性の背骨に触れて弾力のない硬直した身体を観た途端、「あなたはもう、ずっと長いこと風邪をひいていないのではないですか？」と、つい訊いてしまいました。そう言ってしまってから気がついたのですが、「しょっちゅう風邪をひいている」という人の身体を「風邪をひいたことのない身体だ」と思ってしまったわけです。

そんな食い違いが起きた理由は、その女性が風邪のときにやっている方法を聞いたらすぐにわかりました。彼女は、風邪をひくたびに症状を止めていたのです。彼女は化学薬品が身体に良くないものだと思って、その代わりに薬草を煎じたり枇杷《びわ》の葉を張ったりと、あらゆる身体にやさしい自然なものを使っていたのですが、化学薬品を自然のものに代えただけで、風邪を受け入れずに症状を止めることで我が身を守ろうとする心は西洋医学と同じものでした。その結果、彼女の身体は熱が出そうなところまではいくのですが、汗が出る手前で止めてしまうので、身体がゆるむことなく風邪が終わっていたのです。

そういうことをしてしまうようになった理由は、彼女がとても忙しいことでした。彼女は自身の膨大な健康に関するノウハウを駆使して、仕事の都合に合わせて風邪をコントロールすることを「上手に風邪をひくことだ」と思うようになってしまったようでした。そうして風邪の恩恵を受け取るチャンスをいつも自分で潰していたのです。

風邪を上手にひくということは、自分の都合に合わせることではなくて、風邪のなすがままに自分がなってしまうことです。


「風邪をひけない人」の話で思い出すのは資産家の家に生まれ育ったAさんのことです。

生まれたときからいつも医師が近くで見守っていて、熱を出すこともなく、病気になることもないように注意されて育てられました。学校の体育や友達と遊ぶときにも常に「危ないことのないように」と誰かが見張っていて、病気をすることも怪我をすることもないようにと大切に育てられました。親に財力があるためにできた、度を越えた温室育ちだったわけですが、「これでは自分がダメになってしまう」と思ったAさんは、15歳で家出をしたそうです。その後、結婚して、出産してと、自分の人生を自分で創っていくことができたのですが、こうした人生の転機が訪れるたびにAさんの身に起こったことはいずれも大病でした。胃がん、結核、生殖器の病気に脳の異常。普通の人だったら風邪をひくようなタイミングでこのレベルの大病が次々に起きたのです。

僕が出会ったときのAさんは、すでに40代半ばでしたが、自分のことを「病気のデパート」と言って笑っていました。このような身体で明るく笑って話せるのは、大病をするたびに自分の身体に力が出てくるのがわかるからだそうです。子どもの頃に普通に風邪をひいて熱を出していたらそれで済んでしまったことを何もできなかったために、大人になってから一生かかってやり直していることをAさんはわかっているのでした。まるで、手塚治虫の『どろろ』の百鬼丸のように、生まれたときから親の業《ごう》を背負ってしまって、それを一生かかってひとつずつ解消しているような、なかなか壮絶な人生を送っている人がAさんでした。

風邪をひけない身体といえば、もう一人忘れられない人がいます。

Kさんという、生殖器にがんのある30代の女性でした。僕は、「整体は治療ではないから、来てもらってもがんを治すことはできませんよ」と話しました。するとKさんは、「病院での治療を今までずっとやってきて、治療とはどういうものかがわかってきました。でも、身体を治すこととはもっと別の、何かよくわからないけど本当はあるはずの生きる力のようなものが私には足りないような気がするのです」と言うので観てみたら、ひどく気の流れの混乱した身体でした。「これなら、僕にできることはずいぶんあるな」と思えたので、Kさんに整体操法をしていくことになりました。

Kさんの身体は、とてもつらそうに凝り固まっている身体と、がんという病気を作っている有り余ったエネルギーとが、高いテンションでバランスをとって安定してしまっていました。だから僕は病気の方には手をつけずに、でも、凝り固まった身体がゆるんでいけば、そのバランスが壊れて中から自分の身体を創り直す力が出てくるはずだと思っていました。そして、その力は、風邪をひくという形で現れてくるはずなのです。

しかし、半年たち、一年が過ぎてもKさんが風邪をひくことはありませんでした。身体はゆるんできて、もう、元のバランスではいられないはずなのに、こんなケースは今まで見たことがないと思いました。しようがないので、風邪をひいたらどんなに素晴らしいことが起こるのかをKさんに話すばかりでした。

それから、僕は思いもよらないことを聞くことになりました。Kさんは風邪をひかなかったのではなく、薬で止めていたのでした。Kさんは、「薬の治療では起きないもの、本当の自然な治癒を探したい」と言って整体に来はじめたわけですから僕には意味がわかりませんでした。Kさんがすべてを話してくれたのは、もうがんがずいぶん進行してしまって、自分にはもうあとがないことを感じ始めたからでした。

「整体を受け始めた頃、私は自分の身体が軽くなって何か自由になっていけるような気がしていました。でも、そんな私の変化を母はとても心配していました。私がどこか良からぬところへ向かっていってしまうのではないかと思ったようでした。風邪のようなものの兆しは何度かありましたが、そのたびに母が今までにも増して強い薬を出してきました」

彼女の母親が医師だったのです。

「私は、子どもの頃は普通に風邪をひいて普通に病気にもなっていました。でも、そのたびに母が必死になって私を治してくれました。子どもの頃は、母がいてくれるから私は健康なんだと思っていました。母が薬で治してくれていたから私は病気をしなくなっていったのだと思っていたのですが、整体では、そういうのを身体が鈍くなったからだと言っているのを聞いて、私もそうかもしれないと思ったからここへ来はじめたのです」

「私が大学生になって彼ができたとき、『あの人だけはダメだよ』と母にはとても反対されました。就職するときも同じようなことが起こりました。そういったことは、すべて母が私のことを真剣に考えてくれているからだと思って受け入れてきました。でも、整体を受けて私がまた自由を感じ始めたときの母の行動を見てわかったんです。母は、私が変化していくことを嫌っていただけだったんです。でも、私は今回も母の言いつけに逆らうことができませんでした。私には、風邪をひくということさえ自分で決められないんです」

Kさんの身の上にも、あの資産家の娘だったAさんと同じようなことが起きていたわけです。Aさんは15年かけて溜め込んだ病気をその後の30年で浄化しています。Aさんの30年は、身体は病気続きに見えますが魂は解放される方向に向かっているので元気なのです。

しかし、Ｋさんが浄化の時期を経験することはありませんでした。

「私も、あなたたちのように、自由に風邪がひける人たちが住んでいるという、そちら側の世界で暮らしてみたかった」

僕にそう話してくれてから数週間で、Ｋさんは亡くなってしまいました。Ｋさんの最期はお母さんが看取ったのだと思うのですが、その最期の時間にＫさんが思っていることをお母さんにどれだけ話せたのかは知りません。でも、Ｋさんが整体操法を受けに通ってきていた理由は、間違いなくお母さんと過ごした最期の時間に集約されているはずなのです。

いずれにせよ、整体は病気治しではないので病気がどうなっていくかにはあまり興味がありません。僕たちが興味があるのは、どれだけキチンときれいに風邪がひけるようになっていくかということだけです。

花粉症がインフルエンザに化けるとき

コロナ禍が始まる前の話です。いまのコロナウイルスに相当するものは当時はインフルエンザでした。大きな病院に勤務しているベテラン看護師のＡさんという女性が、僕の道場に整体操法を受けにきていました。彼女は、世間や病院内でどんなにインフルエンザが流行しているときでも「自分はかからない」と信じていて、事実かかったことがありませんでした。他の看護師たちが及び腰になってしまうような重症の患者にも、恐れることなくマスクなしで親身に接している彼女は患者からも仲間たちからも厚い信頼を集めていました。

そんな彼女の悩みは、ひどい花粉症でした。3月になると、涙と鼻水でぐちゃぐちゃになった顔で「これさえなければなあ」と憂鬱そうにしていました。病院では花粉症の人には薬を出すものですが、彼女は「自分の身体は丈夫だから薬に頼る必要はないはずだ」といつも考えていて、だから花粉症も自然に症状が出なくなるときが来ると思ってそれを待っているようでした。

しかし、僕の観た感じでは、彼女の身体はそんなにいいものではありませんでした。丈夫なのは確かですが、夜勤の仕事はハードで、いつも疲れが溜まっていて、僕らの重視している「気の通りのいい身体」ということでいえば、あまり誉められたものではありませんでした。彼女の花粉症のひどさは彼女の身体のひどさと釣り合ったものでした。その丈夫だけれどひどい彼女の身体が花粉症をやり終える4月になると、肩と首の力が抜けて弾力が出てくるのです。花粉症が彼女の身体を修復してくれているとしか思えませんでした。

それが、ある年の春、彼女は花粉症の薬を使い始めました。

「薬に頼らずに克服することを目指してたんじゃなかったの？」と僕が訊くと困った顔をしながら、でも彼女は3月になっても花粉症の症状が出ないことがうれしそうでした。確かに病院の検査で身体を判断するなら彼女の問題点は花粉症くらいしかないのかもしれません。でも、整体道場で気の通りを観れば問題点は多々あります。しかし、そのことを説明することができません。

「花粉症は、あなたにとって大切な調整の役目をしてくれていたと思うけどね」

「それは、私がずっと花粉症だったらいいっていうことですか？」

「そうではなくて、花粉症を薬で止めたのと、花粉症が必要のない身体になるということは、ぜんぜん違うことだということです」

医学の言葉で話そうとする人にこれ以上の説明はできません。ただひとつ言えることは、医学的説明は意識でするものですが、気が通るということは無意識の領域だということです。説明は意識でしかできないのです。だから、僕は黙ったまま、これから何が起こるのかを待つことにしました。あんなにひどい花粉症の原因の部分が何も変わっていないのに症状だけを止めたのですから、行き場のなくなったエネルギーは何か他のものに化けるしかないはずだからです。

翌週、整体道場に現れた彼女は、前回とは打って変わってどんよりとした目をしてこう言いました。

「私、インフルエンザになっちゃった。今まで、どんなに病院で流行っていても私だけはかからなかったのに」

僕は、期待していた通りのことが起こったので、笑ってしまっている自分の口元を手で隠しながら、「それは、花粉症を止めたからじゃないのかな」と言ってみました。

「え？　あなたもそう思うの？」

「え？　もう誰かに言われたの？」

彼女の、病院に勤める看護師という環境では、そんなことを言われる機会はないと思っていたので、ちょっと意外でした。

「インフルエンザにかからないはずとみんなに思われていた私がかかったので病院内でもちょっと話題になって、そのとき年取った変わり者の先生が私に『せっかくの花粉症だったのに薬で止めたからだよ』って言ったんです」

「なんだ、もう言われていたのか」

「でも、他の先生たちは『またあの爺さん、わけのわからないこと言い出してるよ』って笑ってたわ。『医学的根拠に欠ける世迷《よま》い言だ』って」

「人は医学的根拠だけで生きているわけじゃないと思うけど。それで、あなたはどう思ったの？」

「私、なんだか、わからなくなっちゃったわ」


僕は、彼女がこれから今までと違う視点で自分の身体と向き合うようになっていくことを思いながら、その老医師の不憫《ふびん》さが気になってしまいました。そういうことを思ったり言ったりするには大病院での勤務ではあまりにも居心地が良くないのでないかと思わずにはいられませんでした。

花粉症がインフルエンザに化けることが見えた医師ならば、花粉症やインフルエンザがコロナに化けることも見えているはずです。そしてコロナをワクチンで止めれば次は何に化けるのかも想像していることでしょう。しかし、大病院に勤務する医師がそれを口に出して言えないであろうことは、こちらからはとてもよく見えることです。

第3章

気が通るということ

季節が変わることは身体が変わること

季節の変わり目に人が風邪をひくことは世間の誰もがご存知だと思いますが、それが季節に合った身体に作り替えるために身体が自ら勝手に無意識でウイルスの助けを借りてやっているのだということが語られることはありません。それは人類がまだ風邪の意味を理解していないからです。発熱を氷で冷やしたり、症状を薬で止めることで風邪の進行は止まります。それで「風邪が治った」と言ってしまうのは本当の風邪をまだ知らないのです。こういうことが起きてしまうのは、季節の変化に同期して人の身体も大きく変わっていく様子があまり理解されていないからではないでしょうか。

季節の風邪には大きく分けて二種類あります。身体が閉まるために起こる冬の風邪と身体が開くための夏の風邪です。それは、四季のうつろいには冬と夏という二つの極があるからです。冬の身体は熱を保つために緊張して閉まりますが、夏は弛緩して開いて放熱する身体に変わります。冬の身体と夏の身体は大きく違うものです。人が真逆ともいえる働きをする二つの身体の間を行き来することができるのは、天体の動きによる重力や気温や湿度の変化の影響を身体が感じているからです。

9月の彼岸から12月の冬至までの時期は、日照時間は減り気温は緩やかに下降していきます。身体は気持ちよく緊張して閉まって行きます。そして冬至の直後に来るクリスマスは太陽神の復活祭です。そこから先は日照時間が延びるので身体は開き始めますが、気温はまだまだ下がるので緊張していきます。12月から2月の身体はちょっと混乱しながら締まっています。

2月から3月は気温に変化が見られ始めるときです。三寒四温という言葉がありますが寒さと温かさが交互に訪れ7日周期で気温が上がっていきます。身体は三寒四温に揺さぶりをかけられて春の排毒を始めます。それにもたついている人に起きるのが3月の花粉症です。以前は4月に桜が咲けば花粉症の時期も終わりだと言っていたのですが、温暖化で桜の時期が変わってしまいました。

5月は気温の割に暑さを感じる時期です。それはまだ身体に熱を蓄えようとしている冬の身体をうっとうしいと感じ始めたからです。汗をかいて熱を捨てることに快を感じる身体に変わるときです。こうして順調に夏に向かって身体を作り始めた矢先に日本人に訪れるのが梅雨です。気温は上昇するのに大気中の湿度が上がったので汗が皮膚から離れなくなります。身体は開く準備ができて、外に捨てたいエネルギーも高まってきたのに出口がふさがってしまうのです。

エネルギーの内攻は何よりもつらいことですが、梅雨の汗の内攻を解消するための日本人の民族的な知恵が入浴でした。でした、と言うのは、こうした皮膚感覚が失われつつあると感じるからです。梅雨のつらさを感じられた上で皮膚のコンディションを保つ生活ができるかどうかは、気の通りのいい身体にとって不可欠な要素です。

そして、梅雨が明ければもう夏です。人が夏に行動的になるのは心臓がよく働いているからです。そして夏の皮膚はゆるんで開ききっています。

よく働く心臓と毛穴の開いた皮膚とをつなぐものは呼吸です。呼吸量も一年で最大になっています。エンジン出力最大で出口も開ききって、何かを大量に排出しているのが夏の身体の状態です。

もちろん人は皮膚から汗で熱を捨てています。しかし汗に乗せているのは熱だけではありません。人は汗に乗せて身体の毒素を捨てているし、感情の整理もしています。気が通って身体が整うことは、もらうよりも捨てるときに起きるものです。

こうして一年通して人はまったく別の身体を作って真逆の働きをしているのですが、その変化の途中でつまずいたときに起こるのが季節の風邪です。

季節の変わり目の風邪をひくことで、人は変化したかった通りの身体に変わることができます。どうしてウイルスがそんなに親切なことをしてくれるのかはもちろん知りませんが、どうしてそんなことが起こるのかはわかります。風邪をひき切ることは身体に弾力をもたらしてくれるので、新しい環境に順応できるのです。

「身体が不調で準備不足だったから季節の変化についていけなくて、ウイルスにやられてしまった」と考える人は風邪の症状を止める治療をして治ったと考えてしまいますが、それは恩恵を受け取り損ねたことであり残念なことです。季節が変わることは知っていても、それに合わせて身体がどう変わるのかを知らないからだと思います。

そして、季節の風邪をひくことで起きることは身体を季節に合ったものにしてくれることだけではありません。環境に順応して身体の弾力が上がることは、能力が開発されていくことでもあります。夏の暑さに耐えられずに風邪をひけば排熱能力がレベルアップするものだし、冬の寒さに耐えられなくて風邪をひけば耐寒能力が上がるし、難しいことを考えるのに行き詰まって風邪をひけば脳の使い方を変えるために全身の運動系が変わります。「窮すれば通ず」というのは風邪をひき切ることで起こります。

冬の風邪とインフルエンザ

冬の風邪は、身体が冷えたり寒さに耐えられなくてひくものだと誰もが思っていますが、それは昔の話です。現代人の冬の風邪は、寒さを防ぎすぎたせいで冬の身体になれずにひくものです。食べ物がなくて餓死する人のことはすぐに思い出せますが、現代の現実は食べ過ぎで病気を作って死んでいる人のほうが多数派なのだということとなんだか似ています。

冬に風邪をひくのは冷えたからだと考えることは自然です。冷えたときに身体を温めることも間違いではありません。しかし、人は身体を動かすことで熱を得るのが本来です。動かないで温めてばかりだと冬の身体になれません。身体を冷やさないために厚着をしている人は、厚着のために身体を動かせなくなってかえって冷えている人がよくいます。これは対策ばかりに目がいって冬の身体を知らないのです。逆に、冬でも薄着や裸で過ごさせる保育園がよくあります。健全な考えだと思いますが、一人ひとりの身体はみんな違うのに一緒に同じことをさせるので、冷えすぎてどうしようもなくなってしまっている子がたいてい混じっています。季節はうつろうものだし、身体の適応力は一人ひとり違います。だから難しいのです。

それから暖房です。冬は空気が乾燥するものですが、エアコンやファンヒーターなどの温風の出る暖房機が身体を乾燥させる影響は強く、それは身体の硬直と神経の緊張を誘います。暖房が行き届いたことで出来上がっている現代人特有の身体の状態があります。身体を動かさずに済ませるために暖房をしたのですが、身体を動かさない現代人の身体は寒くないのに冷えてしまっているのです。

身体にとって冷えと乾燥と緊張はセットなのです。

でも、それは些細なことと思えるくらい現代人にはもっと深刻な混乱があります。それは、頭が緊張しすぎていることです。冬は頭も身体も緊張していくものです。緊張することで冬の身体を作ります。しかし、現代人の頭はすでに情報でいっぱいでこれ以上緊張することができません。頭はゆるんでいるときに働くことができます。脳が働くことは緊張することです。ゆるんでいるから緊張することができます。そして身体の締まり方を決めているのは頭です。頭がポカンとしていれば身体は気持ちよく締まることもゆるむこともできるのですが、頭が緊張しきってしまっていたら、身体はもう、どうしようもないのです。

そんな混乱をなんの手立てもないまま押し通してしまっているのが、前世紀の後半から現在に至る情報社会の時代です。頭が緊張しすぎているのに情報量を減らすことのできなかった人類が、もはやそれまでの風邪ではどうしようもできなくなってきたときに、インフルエンザが流行りだしました。インフルエンザにかかった人の症状は、ただの風邪よりも格段に高いレベルで頭部と頸椎が緊張するものでした。しかし、そのおかげでインフルエンザの症状が終わったときには頭と首の神経がゆるむのです。インフルは加速し続け、人類の頭への負担は異常な速さで蓄積しているのですが、それに合わせてインフルエンザも変異を続けていました。

それでも人類の「身体を動かさずに情報に頼って頭だけで生きようとする方向」は変わりませんでした。自然の中で身体を動かすよりパソコンで情報を操作していたほうがお金になるような仕組みを資本主義社会が作ってしまったからです。そして世界中の人々にスマホが行き渡ったときに人類は新しいステップの情報化社会を受け入れたわけですが、そのあとでインフルエンザに代わってコロナウイルスが出てきたわけです。

スマホとウイルスの関係など顕微鏡の中をいくら探しても見つかるはずはありませんから、エビデンスは皆無ですが、季節の変化を見るように時代の変化と身体の関係を見ていれば、インフルエンザでは太刀打ちできないほど人の身体が狂ってしまったから現れたのがコロナなのです。

だから、1月と2月にそれまでのインフルエンザを代行するようにコロナ感染者が増えても、それは季節の風邪であり均衡を修正する働きに他ならないのです。

春の花粉症

3月になると気温が上がってくるので、身体は春の準備を始めます。本格的に身体が開き始めるわけですが、このとき、気の通りが良くて、身体の動きの素直な人は気持ちのいい春を迎えることができます。一息ごとに、冬の間に体内に溜め込んだ毒素を排泄するごとに快感を感じることができます。

冬の毒素を春に素直に捨てられない人の身体に3月に起こるのが花粉症です。冬の間に頭に溜め込んだ緊張が春になっても抜けない人が、頭に過敏症状を起こすために花粉症になります。

冬に溜めた毒素をエネルギーにして花粉症を起こすのですが、スギ花粉はただのスターターです。本当はウイルスの助けを借りるところですが、スギ花粉がこの時期にたくさんあるのでそっちを使うのだと思います。だから、花粉症は風邪のひきそこないです。風邪の経過に大切なことは風邪をひき切るということです。花粉症をやり切ることで身体は春の身体に移行します。花粉症を薬で止めれば冬の身体に引き戻されてしまうので、翌年の春はもっとひどくなります。

それから、「花粉症のひどい人は免疫力が落ちているのでコロナに感染しやすかったり重症化しやすい」と思われていますが事実はその逆だと思います。花粉症のひどい人は、もう、盛大に過敏症状が起きて排泄の出口が開いているわけですからコロナになっても危なくないのです。せっかくの出口を症状を止めることでふさいでしまうことのほうが問題です。

梅雨と抗うつ剤

日本の梅雨は身体にはきついものです。それは気温が上がってきて身体が汗をかきたいと思い始める時期に梅雨がやってきて、空気中の湿度が高いために汗を身体から捨てることができなくなるからです。汗が内攻してしまうと身体がだるくなって動けず気分も落ち込みます。それで、梅雨には自殺しそうな人や鬱の人が増えるわけです。汗がかけるまで身体を動かせばいいだけの話なのに、病院に行けば抗うつ剤が処方されます。これは大変困ったことです。百歩譲って抗うつ剤が動けない身体を動かそうという気にさせてくれるならいいのですが、それもありません。自室にこもりきりになっていることに違和感を感じなくなっていくだけです。

例年、梅雨の鬱々とした気分に抗うつ剤で対処した人たちの身体を観ると、言葉もありません。抗うつ剤を使った身体は気の流れが止まってしまうのですが、それは、僕にはどうすることもできません。薬を常用している人の身体は気には反応しないからです。そして、「そんなものに頼ってないで目を覚ませよ」という言葉もやがて通じなくなっていきます。身体の働きと知覚神経が乖離《かいり》してしまうのですから当然です。

だから、梅雨の鬱々とした気分に対して抗うつ剤は使わないことです。それには、身体を置き去りにして気分だけを整えることはできないことと、気の通りを止めてしまったら何をしてもダメだということに気がつけばいいだけなのですが。

梅雨には汗がかけないのですから、鬱々とした気分でいいのです。とはいえ、あきらめてしまって、だるさに任せてじっとしているのではなく、薬に逃げるのでもなく、なんとかしようとして必死に身体を動かし続けるのが正しい態度です。それが、正しい夏の身体を作ります。

梅雨から夏への身体の移行

梅雨の時期の身体は空気中の湿気に対抗すべく、体内の水を排出できるような身体を作ることに必死です。身体の奥底に停滞した水を湿度の高い空気中に皮膚から汗として捨てなければならないので、心臓の負担が大きく身体全体の動きも鈍くて遅いのです。それが梅雨が明けて夏になってしまえば、捨てるものは水から熱に変わります。熱は汗でも捨てられますが、呼気（吐く息）と皮膚からの蒸散で捨てるのが夏の排熱の中心です。身体が軽く、心臓がよく働いて、呼吸量が大きいのが夏の身体です。このように、梅雨の身体と夏の身体はまったく違うのですが、それをいかにスムーズに移行できるかで体調が決まります。

2022年は、梅雨から夏への季節の移行が急でした。まだ梅雨も半ばと思われていた6月下旬に梅雨が明けていきなり37度を超える真夏日がやってきました。身体はまだ梅雨になろうとしている最中なので大混乱です。僕は、梅雨の明けたばかりの日に炎天下で庭仕事をしていて暑さにやられました。自室に戻って休んだのですが、出てきた症状は熱中症ではなくて風邪でした。腎臓が腫れて、関節が痛みだし、高熱が出てきました。数時間で玉のような汗が噴き出てきて熱は治まったのですが、熱と汗が治まったときに全身の皮膚が開いているのを感じました。何かが抜けたのです。翌日も気温は37度を超えていましたが、もう、前日のような息苦しさはなく、暑さもさほど苦になりません。「夏の身体になった」と思いました。

こんなことは当たり前のことです。誰でも本格的な夏を迎えるときは、目眩《めまい》を覚えるような身体の変化を経験します。以前は誰もが暑さに倒れたりしながら知らないうちに夏の身体を得ていたのですが、近年は熱中症への警戒感が高まっています。

埼玉県の熊谷で気温41度を記録した2018年の夏からテレビニュースでも「熱中症にならないためにクーラーを使いましょう」ということが言われるようになりました。クーラーは上手に使えばいいのだと思いますが、クーラーを使っている時間は汗を止めているのだということは忘れてはいけません。汗をかいて暑さに耐えているときが夏の身体を作ってくれる時間です。

それまでクーラーの推奨を言わないのはマスコミの良識だと思っていたのですが、この年からそれも変わってしまったようで、猛暑日のたびに女性キャスターが「あなたの命を守るためにクーラーを使ってください」とつぶらな瞳をテレビカメラに向けて心から訴えているのを観て「これからまずいことが起きるぞ」と思っていたのですが、追い打ちをかけるように2020年のコロナ禍が始まって、人々は熱を出すことは命に関わる危険なことだと思うようになってしまいました。

そうして起きたのが2022年の夏の謎の体調不良者の大量発生です。この夏から救急車の出動回数が激増しました。近年の気象予測は正確で猛暑日になることは前もってわかります。天気予報で「危険な暑さがやってきます」と脅かされ、夜のニュースでは「今日は熱中症で何人が倒れました」とやっているのですから暑さが怖くなって当たり前です。

身体で暑さを経験しないで夏を過ごそうとすると、熱中症にはならないかもしれませんが身体に毒素がこもってしまいます。汗をかかないために夏の身体になれないから体調が悪くなっているのに、それを修正するために身体が熱を出そうとしても熱を出すことは怖いことだと頭で思ってしまっているので冷やして止めてしまうのです。体調不良で病院に行っても「熱を出しているとコロナに感染しやすい」などと言われて解熱剤を出されて身体を冷やすことを指導されることで慢性的な体調不良に陥っている人たちが大量発生しています。それは夏の身体になりそこなって風邪をこじらせているのです。

「熱はしっかり下げたのに、ずっと体調が悪いのです」と言う人たちの身体を観ると言葉もありません。身体は冷え切って硬直してしまっているのですから、血行が悪くて調子が悪いのは当たり前なのに、体温が上がってしまうことをまだ心配しているのです。その人たちの身体の硬直している内臓を動かして、呼吸が大きく入ってくるように身体を動かしていくと血液が温まって汗が出てきます。顔色が良くなってくると、その人たちは「気分が良くなった」「戻ってこられた」「生き返ったようだ」と思い思いの言葉を口にするのですが、口を揃えて言うことは「なんだか身体が温かくなりました」ということです。その人たちはみんな体温が上がってしまうことを心配していたのですが、本当は冷えてしまっていただけなのです。

夏の風邪と熱中症

夏の風邪はシンプルです。汗をかいて身体から熱を発散させる方向に導けば整ってしまうことがわかっているからです。夏に向かう季節にひく風邪の役割は、身体の弾力を取り戻し、呼吸量を増やすことで、排熱量を上げることです。きちんと風邪を全うすれば汗がかける夏の身体に変わります。

しかし、この、身体が変化するための反応を、病気の症状だと思って氷で冷やしたり薬で反応を止めたりすると、汗の出ない身体のまま反応が終わってしまうので、汗が出せず、うまく熱を捨てられない身体になってしまいます。

このことは、熱中症で考えるとわかりやすいと思います。熱中症で倒れるのは、梅雨の身体をまだ引きずっているような、夏の身体になりきっていない人だけです。運動部員が灼熱の炎天下を走り回れるのは、熱を捨てられる身体になっているからです。いつも部屋に閉じこもっている子が、たまに学校に来て朝礼で倒れたりしやすいのは、熱を捨てることに身体が慣れていないからです。夏の身体になっている人は、頭、肩、胸、側腹といった部位から盛大に排熱をしています。夏の身体は呼吸量が大きく、たくさんの熱を排出することができます。熱中症で倒れてしまうのは、この排熱の出口が開いていないために捨てられない熱が頭にこもってオーバーヒートを起こしてしまうのです。

熱中症で倒れた子の手当てには、頭にこもった熱を処理することが急務であることには異存はありません。

頭にこもった熱の処理には二種類あります。熱を外に捨てさせることか、身体を冷やして頭の熱を身体に吸収させることです。この二つは真逆です。

僕たちは、熱中症の身体を冷やすことはしません。熱の出口を作ってあげるだけです。

肩、鎖骨、胸、側腹にそっと手で触れて気を集めてあげるだけで排熱口が開きますから、こもった熱は出ていきます。出口さえ開けば、もう、危なくはないのです。そして、もっと捨てる力を引き出すために後頭部を蒸しタオルで温めて体温を上げてあげると、熱を出す力が身体の中から出てきてさらに熱の抜けが良くなります。これは、熱中症には身体を氷で冷やして体温を下げるものだと思っている医師には叱られたこともありますが、どちらが経過後の体調がいいかは、やってみるとわかります。大事なことは、身体を冷やして体温を下げるという処置では、夏の身体になる機会を失ってしまうだけではなく、熱の抜けない、さらに熱中症を起こしやすい身体になってしまうということです。

夏になっても梅雨の身体と梅雨の心を引きずって、鬱々と部屋に引きこもって睡眠薬や精神安定剤を使って自室に閉じこもってばかりいる子が、もし、梅雨明けにたまたま学校に行って朝礼で熱中症で倒れたら（そうなる確率は高いです）、それは何かを変えるチャンスです。しかし、そのとき受けた手当てで脇の下を氷で冷やされたりして身体が冷え切った状態で熱中症を終わらせたら、たぶん、その子はもう部屋から出てこなくなると思います。氷でその子の身体を固めておいてから、「心を閉ざさないで」と言っても、それは無理な話です。この状態を僕たちは、「気の通りが途絶える」と言います。身体の中から外へと水や熱が出ていく働きが止まることで心が止まった状態のことです。

でも、熱中症で倒れたのをきっかけに熱を捨てることができて、息の吐ける夏の身体に変わることができたら、鬱々とした梅雨のような心が開放的な夏の心に変わることができます。これを僕たちは、「気が通った」と言います。自分の中から何かを捨てることで、心が何かとつながっていくことです。熱中症も風邪と同じで、自分が変わるきっかけにすることができるのです。熱中症には、夏の身体にするという役割があります。もちろん、本来の熱中症はそうではありませんが、これだけダメージをもたらすものなら逆に身体を良くするチャンスとしても使えるはずで、だからそうなのです。


こうして、「それを使って身体を良くしてしまおう」と思える心があるのなら、季節の変化によって起こる多くの症状は風邪として扱えます。

熱中症が夏の身体になるためなら、春の身体へのなり損ないが起こすのは花粉症です。ただし、花粉症はダラダラと何ヶ月もやっていても一向にかまわないのですが、熱中症はスピード勝負です。熱のこもった頭の出口が開かなかったら死んでしまうこともあるからです。

このことを説明してくれるのはエントロピーの法則です。火にかけたヤカンのお湯が沸騰すれば蒸気は蓋を持ち上げます。その蒸気の出口を全部ふさいでしまったらヤカンは爆発するしかありません。

エントロピーの法則とは、生命体が活動するには廃熱と廃エネルギーを体外に捨てることが必要で、捨てられなくなった廃エネルギーが体内に溜まってしまえば生命活動は止まってしまう（死んでしまう）ということを説明しているわけですが、これは最上位に位置する大原則です。

「エビデンス」という言葉を振りかざしながら「発熱は解熱剤で下げるのが正しい」と信じている医師に知ってほしいことは、「解熱剤で熱は下がる」というエビデンスよりも、解熱剤の使いすぎで身体が弾力を失ったときに起こる「排熱の出口がふさがってしまうと人は死んでしまう」というエントロピーの法則の方が優先されるべきであるということです。本当はこういうことをエビデンスと言ってほしいものです。

そして、アトピーや花粉症はだらだらと排熱を続けている安定した過敏状態だけれど、熱中症は排熱ができなくなって出口を探している緊急事態だということが区別できれば、基本的にはどれもが（起きている症状を薬や氷で冷やして止めなければ）、身体の弾力を取り戻してくれる働きだということが見えてきます。そして、弾力のない身体に痛みや過敏症状を起こさせて、発熱と発汗が起こり、最後に全身の皮膚がゆるんで終わるこれらの症状をひっくるめて風邪と呼ぶなら、コロナ感染症も風邪のひとつです。

季節の風邪は何をしてくれているのか

冬と春と梅雨と夏とはまったく違った環境ですから、人の身体も違ったものでなくてはなりません。人の身体はそれを風邪をひいたりして勝手に調整しているのですが、季節は変わり続けるものであり、身体はその変化に追従し続けるものです。それができるのは、人の身体が目に見えない何かを捨てて、何かを受け取り続けているからです。その目に見えない何かが身体の内と外を自由に出入りしながらバランスをもたらしてくれるのは、それが交換の働きだからです。その様子を表現するのには、福岡伸一さんの造語である「動的平衡」という言葉が最もふさわしいと思います。福岡さんがそういう意図で言ったのかどうかはわかりませんが、この言葉が出現してから、私たちは今まで身の回りに確かにあったのに知られることのなかった身体と自然界とをつないでいる働きが、可視化されたようにイメージできるようになりました。

ともあれ、人の身体は季節を追いかけて変わるものですが、季節もまた変わり続けるものであります。季節の風邪をひくことで得られた「完璧なバランス」と思えた平衡状態は、季節がまた進めばすぐに消え去ってしまいますが、僕たちはそのバランスの取れた一瞬を「気が通った」と呼び、その瞬間を呼び込むために日々、敏感であれと願っています。

それは人為的な働きかけで身体を完璧に調整するということではありません。冬に暖をとるのも夏に涼を得る行為もそうですが、人は自らが自然界からの影響を遮断したときに快や安全を感じてしまう生き物であることをすぐに忘れてしまいます。それを思い出しながら、人体の内面と自然界との間を行き来するものの邪魔をしない心を持つことが、何もしないでも勝手に季節に合った身体になっていくということです。

動的平衡という言葉は、人生が儚いけれどかけがえのない瞬間の連続で成り立っていることを思い起こさせてくれるものです。季節の変わり目に風邪をひくことが、身体と環境をつなぐ連続した平衡を取り戻す働きであることがわかったのなら、風邪は忌み嫌うべき病気ではなく、身体が無意識でやっているポジティブな修正作用であることがわかります。そのことが理解できると風邪のひき方が変わってきます。

「普段から注意して風邪をひかないように生活を管理しよう」「ウイルスに感染しないように気をつけよう」「高熱が出ると脳が破壊されるかもしれない」というような警戒心ばかり働かせてビクビクした心で風邪をひいても、身体は萎縮するばかりで本当の風邪の恩恵を受け取ることはできません。それはウイルスの本意とも違うからです。しかし、風邪をひく意味を理解できたなら、ウイルス感染にも高熱を出すことにも恐れはなくなります。身体の余計な力を抜き警戒心と疑いの心を捨ててウイルスのなすがままに身を任せて高熱を出し切ったときに、本当の風邪をひくことができます。

そして、そのような心できちんと風邪をひき切ることができたときに起こることは、単に季節に合わせた身体になることだけではありません。冬の風邪は身体の引き締まる力を引き出し、夏の風邪は身体を開いてくれます。風邪をひき切ることが身体の弾力の幅を広げて環境に適応する力を育ててくれるのです。このことは地球環境の変化が起こってくるであろうこれからの時代に特に重要になっていくことです。

整体操法は何をしているのか

僕たちが人の身体に起きていることを観るときに、症状ではなく身体の気の流れのほうを優先して観ていることは、ただの風邪でもインフルエンザでもコロナでも同じです。

インフルエンザにかかる前後の身体の気の流れの変化を観ていれば、インフルエンザにかかるのは気の流れが悪くなっているときだということがわかります。そして、発熱して苦しんでいるときはすでに気の流れを回復させている最中であり、症状が終わったときには気の流れが通って環境との平衡状態を回復しています。症状のきつさや重篤さとは関係なく、気が通れば症状は終わります。

このような気の流れを観ていると、経過の途中で解熱剤を使ったり、普段から鎮痛剤を常用していたりして熱を中途半端にしか出し切ることができない人は、症状が終わっても気が通っていないことがわかります。

中には、本当に病気があって熱が出過ぎて死んでしまう人もいます。でも、ほとんどの人はそうではありません。熱を出し切ることが人の本来なのに、そうかもしれない万一に備えてすべての人がワクチンや解熱剤で熱の出ない身体に作り替えられそうになっていることが問題なのです。

熱は自分の体力で出すものですから、普通の身体であれば不必要に高すぎる熱は出せないものです。身体は気を通すために熱を出しているのに、経過の途中に薬で気の出口をふさぐから熱がこもって死んでしまうのです。熱が出る症状のときに整体操法でやっているのは、熱を出し切ることと熱の出口を開けることです。

それから整体操法には中毒操法というものがあります。食中毒でもガス中毒でも、中毒とは毒素が排泄できなくて身体に溜まっている苦しい状態ですが、毒素を排泄させるために気の流れも大きく動こうとして、身体の中にエネルギーを溜めている状態と言うこともできます。

現代社会の都会生活は毒素に接する機会にあふれていますから中毒操法は実によく使います。身体の中に溜まったものを外へ押し出すのは心臓の力です。解毒の働きを担うのは肝臓であり、毒素を排泄する作用を起こすのは呼吸に伴う身体全体の開閉運動です。これらを刺激して身体全体が統合して毒素を排泄するように誘導してあげれば、食中毒は下痢で出ていくし化学物質は汗で排泄されます。

このことを利用すると、気の流れが悪い人でも、身体が毒素を排泄する働きに乗っけて気の流れを作って整えることができます。これはなかなか理解してもらえないことだとは思いますが、身体に毒素の溜まった中毒状態が最悪なのは当然としても、毒素に接することなく生きている人よりも、毒素に接しながらも、それをしっかり排泄している人の方が気の通りがいいのです。このことは症状だけを観ていたらわからないことだし、検査機器で健康状態を判断してもわからないことです。

だから、こういう話は世間でも医療現場でも認知されておらず、気を通すといってもそれが何のことなのかよくわからないと思われることも承知しています。気というものは実体もなく、とりとめもないものですから、どう扱えばいいのかもわからないと思われて当然です。

しかし、身体に溜まった毒素を排泄するという話なら実体があるので誰にでもわかります。気は毒素や熱などをくっつけて体外に捨てることができるし、そのことで気の流れができるからです。つまり排毒や発熱は、気の流れが可視化できるときなのです。

中毒症状を起こしていたり汗がかけなくて毒素がこもっているときは、気の流れが止まってしまってエネルギーだけが高まっているときです。その行き場のないエネルギーが作るものが身体の表面に現れる症状ですが、人はそのことばかりに目が行ってしまいます。しかし、その背後で起きていることがあります。毒素を排泄できたり汗がかけて熱を出せたときは、気の流れが大きく動くことができたときなのです。そして最後は環境と平衡状態になったところで今まで大きく動いていた何かが落ち着く様子が目に見えてくれば、それが気が見えたということです。

気の流れを見ることができたら、季節の風邪がやってくれていることがわかります。自然界と人体に起きることは同じです。自然界の神が荒ぶれてその力を見せつけるときに気は大きく動きます。それは人体の破壊作用である排毒や発熱や悪寒や痛みといったことも同じです。その破壊の後には必ず平静のときが一瞬だけ訪れます。自然界での「嵐の後の静けさ」に当たるのは、風邪の経過でいえば高熱が下がったあとで体温が平熱よりも少し下がりすぎるときのことです。完全なる環境との平衡状態であるその一瞬は、普段の何も起きていないときと同じ状態にしか見えないので意識はそれを見落としてしまうのですが、その一瞬こそが気の流れが秩序を取り戻して働きはじめたときなのです。

そのような気の流れが見えたら、コロナウイルスが何をしてくれているのかがわかります。コロナウイルスはそれが出す毒素が強いと恐れられていますが、それはエネルギーが強いだけで人の気を閉ざすものではないのです。怖いのは、発熱している身体を冷やした り薬で症状を止めることで身体に毒素がこもってしまうことだけです。そのような気の流れの出口がふさがった状態を導くのはウイルスに対する敵視や警戒心です。心を閉ざすから皮膚が閉じて毒素がこもるのです。

コロナウイルスに対する疑いの心を持たずに経過させるとき毒素は問題にならず、大きなエネルギーによる破壊で人体を変えてくれる作用だけが残ります。

人は太古の昔からこうしたウイルスとの共同作業によって、身体を環境に合ったものに変え続けてきました。人がこれだけ地球上の至るところに生息し人口を増やしているのは人が強いためですが、それは暴力的な強さによるのではなく順応力の高さによるのです。

抵抗力というより適応力こそが人の強さの本質です。皮膚が透明であると思われるほど無防備な心が導く身体の状態が、人の本当の強さです。

コロナウイルスは人に何をしてくれているのか

風邪をひくことで人に起きていることは、季節に適応した身体になることだけではありません。風邪をひくことは身体を季節に合わせているのではなくて環境に合わせているのです。転職したり気候の違う土地に引っ越したり付き合う人が代わってしまったりといった環境の変化に合わせて身体を変えることまで風邪はしてくれます。

このことは、これから先の時代において今までとは別の意味を持ってきます。環境に合わせようにも環境のほうがすごい速度で変わってしまっているからです。環境の変化とは、生活様式の変化と気候変動です。

現代人の頭はパソコンとスマホでゆるむヒマがありません。現代人の頭の中を一日に通過する情報量は百年前の人の何年ぶんになるのだろうかという試算もあるくらいです。現代人の頭が忙しくなってきて、頭の神経と目がゆるまなくなってしまった人たちがひく風邪を昭和の時代には「テレビ風邪」と呼んでいました。テレビという電化製品の登場がそれまでにないレベルで人々の頭の神経を緊張させたからです。それも今と比べればおままごとのようなものです。1980年頃から、それまでとは違ったレベルで視神経と脳の疲労で頸椎が硬直する人が増え始めたのですが、それはもちろんパソコンの普及と社会全体のIT化が始まったからです。この頃から整体の現場でも、身体の調整の主流は頭部と頸椎の緊張をとることに変わっていきました。しかし、いくら首をゆるめて神経の緊張をとっても「ああスッキリした」と言って翌日からまた同じ仕事をするしかないのです。

この状況は古代の人類が狩猟採集社会から農耕社会に移行していったときとたぶん同じです。人の身体は農耕という重労働よりも果実を求めて木に登ったり動物を追いかけて草原を走り回ったりするようにデザインされています。腰をかがめて力を振り絞って土を砕いたり、重い物を運んだり、一定の土地に留まって同じ作業を延々と繰り返したりするのは人の身体に合わないことなので、農耕時代が始まったときに人の身体は歪み始めたはずなのです。それでも農耕社会への移行を選んだのは、農耕社会の方が狩猟採集より安全であり富の蓄積ができたからです。

人類が安全や富を手に入れることと引き換えに、心のままに生きることを捨てて身体を歪ませる生活を選ぶようになったのは古代も現代も同じです。そして古代から新しい生活様式に合わせて身体を作り替えるときに人はウイルスの助けを借りて古い身体を壊し、新しい身体を作ってきたはずなのです。しかし、それは身体の変化というよりは環境の変化への適合でした。現代人の身体はいまだに狩猟採集の時代と同じで、環境の変化に合わせて行われてきたのは、いわばマイナーチェンジくらいの変化であり、基本的なところは何も変わっていなかったのです。それは環境の変化がそれほどではなかったからです。

しかし、現代の生活環境は激変しています。20世紀の半ばまでは地球上の人間の大半は自然界に従事して暮らしていたのに、わずか数十年の間に人工的な空間の中に身を置いて一日中椅子に座ってパソコン画面を見つめながら情報のやり取りをして生きていくようになってしまいました。

情報化社会が始まったばかりの頃はテレビを観ただけで風邪をひいていたのに、20世紀の末期には風邪をひいたくらいでは頭の神経がゆるまないほど視神経を酷使している人たちが現れました。足を使わずに頭の神経と視神経を中心にして生きている人たちです。その人たちの神経の疲れは今までとはまったく違ったレベルで、「こんな硬直がゆるむのだろうか」と思ったものですが、その人たちがかかるのがインフルエンザでした。インフルエンザはただの風邪より高い熱が出るし、何より発熱するときは首と頭がとても硬直するのです。その結果、視神経の疲れがゆるむのです。

しかし21世紀になっても社会のＩＴ化の加速度はゆるまず、頭と視神経の負担は増えるばかりでした。それは狩猟採集時代の身体を持って生まれながら頭だけで生きることからくる皺寄せです。文化の中に、技術革新の際に人間性を損なわないようにする配慮が欠けているのです。

社会の変化による影響は男性よりも、より自然に近い身体構造を持つ女性たちの方に先に現れています。スマホを見すぎることでストレートネックになった人に起こることは、肩のこりだけではありません。首が硬直すれば背骨も弾力を失って骨盤の開閉運動までが影響を受けて、生理不順や不妊症につながっていきます。それが身体性を失って頭だけで生きるようになるということです。女性はこのことを自分自身の身体で実感することができますが、男性のほとんどは現代人の身体が変わってきてしまっていることさえ知りません。

この先の時代で人の身体がどのように変化していくのかはまったくの未知数です。整体操法の現場では、狩猟採集時代の身体に、つまり人が野山を駆け回るのに適したように身体を整えるしかできません。女性の身体だったら生理がきちんとして妊娠できる身体にしていくしかできないのですが、時代の流れが、生理がなくなって頭だけで生きていく人を要求して製造してしまっています。

そんな不自然で人工的な人体の変化をウイルスはリセットしたり、人類が進みたがっている方向に変化することにも協力してくれていました。そして20世紀後半からのあまりにも急速な文明の変化にもインフルエンザは変異を繰り返しながら、変わり始めてしまった人間の身体によく付き合ってくれていました。それでも文明は環境と人体を人工化させる方向にしか向かわず、地球環境が自然界のものよりも人工物の方が優勢になってしまったことを認める「人新世」が宣言され、スマホが地球上のほとんどすべての人に行き渡るようになって、新しい時代に突入した感じが起きたタイミングで出現したのがコロナウイルスです。

だからコロナウイルスの出現は、バランス修正の働きであり人工化に向かっていた人の身体を自然なものへと戻してくれるものです。それまで自分が「良くない方向に向かっているな」と感じながらも大きな流れに逆らえずに流されてしまっていた人が、コロナ感染によって方向修正し始めるケースは珍しくありません。

それについては、自然回帰の方向にしか人の身体を整えることのできなかった整体操法の現場では切実な実感があります。それまで何をしてもゆるむことのなかった人たちがコロナ感染をきっかけに背骨が弾力を取り戻すのを見ているからです。そして、そのようなことが起こるかどうかを決めているのは自然回帰の方向に心が修正されるかどうかです。

せっかくコロナに感染しても、コロナを受け入れずに症状を止めた人の身体には弾力の回復は起こらず、薬物治療によって身体はさらに人工化の方向に向かってしまいました。これと同じことは過去にもただの風邪でもインフルエンザでも起きていたのですが、よりエネルギーの強いコロナが出現したのは、人類の生活が地球上の均衡を壊すほど偏った文明を生んでしまって、人の身体が何かの助けを必要とするほど切羽詰まってしまったからです。

しかし、この期に及んで人は自然回帰の方向と人工化の方向に二極化しています。このことに対する答えは論文を探しても出てきません。しかし、それは実際に人の身体に触れればわかります。自然回帰の心を持って深い呼吸で背骨が弾力を取り戻した人の身体と、自然界の心を失ったために身体が弾力を失っているから問題が起きているのに更なる人工化で守りを堅くしていった人の身体とでは、触って比べてその違いを感じてみれば、どちらの身体が生き物としてこの先の時代の生存に適しているのかは誰にでもわかるはずです。

だからコロナウイルスのことを理解しようと思ったら、感染を恐れず多くの人の身体を触ってみればいいのです。自分も感染するかもしれませんがコロナウイルスが何をしようとしているのかがわかります。世間の誰に訊いてもこんなことを言ってはくれませんが、自分の手で多くのコロナ感染者の身体に触れればわかってしまうことです。

気候変動の時代に求められる身体の弾力

それから、もう一つの環境の変化は気候変動です。これから耐えがたい酷暑の時代がやってくるのかもしれません。これからさらに気候が変わっていって気温が上昇していったなら、人類の身体はその温度に耐えられるのだろうかと不安になります。そしていつの日か、人は気候変動の影響を遮断できるエアコンの効いたシェルターに閉じこもるのか、それとも外に出て気候の変動に自らの身体を順応させていくのかという選択を迫られるときが来るのかもしれません。ここでも人工化か、自然回帰かという問題が現れます。巨大なカプセルドームで都市を丸ごと包んで気候変動からも守ろうとするような発想を科学の進歩とか人類の勝利などとまだ言うのなら、生き物として根本的に間違っています。

だから、僕たち一般市民にできることは、エアコンの効いた屋内にこもって暑さを回避している身体と、暑さにさらされてそれを耐え抜いた身体とでは、身体の弾力や熱を捨てる力がまるで違うのだということをしっかり知っておくということです。

夏に汗をかきながらエアコンとは無縁の生活をしている人たちの身体を観ると、それは弾力のある素晴らしい身体がほとんどです。しかし、本人たちはそんなことは知らず、暑さの中で「死にそうだ」と言いながら大汗をかいて、なかには「涼しいオフィスの中で働いている人がたくさんいるのに、自分はひどい目に遭っている」と思っている人さえいます。でも、その暑さとつらさに耐えているときが身体に弾力をもたらしているときなのです。本人はわからなくともエアコンの効いた室内にこもって過ごしている人の身体と、屋外で汗をかきながら暑さに耐えている人の身体に触ってみて、どちらが酷暑の季節に適した身体なのかがわからない人はいないと思います。しかし、そうとわかっていても夏にオフィスで仕事をするのに冷房をつけないわけにはいきません。パソコンで仕事をする人は身体を動かせないので身体から熱を捨てることができないからです。

人の身体は足を使って動き回ることで体温調節をしています。冬なら身体を動かすことで体温が上がるのはわかりやすいことですが、夏も足を使って動き回ることで呼吸器が皮膚と連動して大きく働いて熱をアクティブに捨てることができるのです。この排熱回路が働いていることと気が通って排気口が開いていることの二つの条件を持っていれば、人はかなりの高温に耐えられる生き物です。というより熱がこもらないので耐えることとさえ必要ないのです。

オフィスでパソコン作業をする場合、この二つの条件が満たせません。しかし、頭脳を使う仕事は身体に酸素と排熱を要求します。排気量の大きなエンジンを積んだ自動車が容量の大きなラジエーターを必要とするのと同じことです。パソコンでいえば大きなＣＰＵを積んだ高性能マシンには冷却効率の高い巨大な冷却ファンの搭載が不可欠です。人間も身体を動かせずに自前の冷却装置を使えないなら、頭脳労働をするにはエアコンが不可欠なのです。

これには二次的な問題が起きてきます。気候変動で気温が上がって人の身体もそれに合わせて変わらないと生き残ることができないことがわかっているのに、地球上の多くの人は仕事をするためにエアコンの効いたオフィスから出ることができないのです。そして気温はさらに上がるのですから、人はますますエアコンから離れられなくなっていきます。

将来的な生き詰まりは目に見えていたのですが、破局を迎える前に現れたのがコロナウイルスです。エアコンから離れられなくなっている人の身体と、汗をかきながら生きている人の身体に触って、気の流れや排気効率の違いがわかるのだったら、コロナウイルスに感染して高熱を出して汗をかいて経過した身体が以前とは打って変わって排気効率のいい身体に変わっていることがわかるはずです。排熱と排気の道が通ってしまうほどに発熱で苦しんだからです。コロナに感染する前と経過した後の身体を触って比べてみれば、どちらが気候変動していく世界での生存に適した身体なのかもはっきりわかるのではないでしょうか。

つまり、コロナに感染した人の身体を触っていて浮かんでくるストーリーとは、地球の気候が変わってしまうほど人類がやってはいけないことをやってしまっていて、そのために自らの生存が危うくなりそうなところに未知のウイルスが現れ、それに感染して経過した人は排熱効率の良い身体に変わっていて、それは気候変動に対応した身体のバージョンアップだというものです。ウイルスと人は太古の昔からそうやって付き合ってきたのです。

ＩＴ社会への移行という生活様式の急速な激変、「人新世」という地球環境の人工化と気候の変動の中で人の身体がどれくらい追い詰められていたかを見るところからスタートすると、コロナウイルスは今までと違ったものに見えてきます。

こんなことは話だけでは妄想と思われるでしょうが、感染して発熱している人の背骨に触ってその経過による変化を目撃すれば、誰でも同じようなことを思うはずだと僕は思います。

生きることは振動すること

気が通るということは、生体（動物でも植物でも）が自ら動くことでエネルギーを放出し、そのために生じた負圧（生体の中の真空状態）によって他者からのエネルギーが流れ込む（吸い込まれる）ことで交換作用が起こっている動的とも静的とも言える安定状態のことです。

人は、動物は動くけれど植物は動かないと思っています。それは、人が目で見て「動いている」と脳が認識できるかどうかで分別しているだけのことで、本当は動物も植物も目に見えないレベルの運動をしています。それは運動というより振動と呼ぶべきものです。振動とは揺れる往復運動です。動物も植物も微細なレベルではまったく同じことをしているのです。生体は振動することによってエネルギーを体外に捨てているのですが、そのエネルギーが自己と他者との間を行き来することで発生しているのが生命です。

振動の振れ幅の大きさが緊張と弛緩の力を生み出し身体の弾力を生み出します。それこそが生命の力です。個々の生体には大小さまざまな波が混在し、それらが複合して個人的な波を作ったり他者の波と共鳴したり環境からも影響を受けているものです。そのトータルでの波が秩序をもってきれいな波形を描いていれば人は心身ともに安定しているのですが、波が乱れれば自律神経も乱れますし、波の動きとエネルギーの放出を邪魔されれば感情に鬱滞《うったい》が起こります。波がつっかえてエネルギーの放出が止まってしまえば体内でエネルギーが膿《う》んで病気を作ります。

だから、人の身体を整えるということは、エネルギーの波形をきれいなものにすることに他ならないのですが、それが僕たちの考えている「気を通す」ということです。気が通れば症状の改善は後からついてきます。

人は自分のエネルギーがつっかえて波形が乱れたときに体調を崩したりしますが、波が秩序を取り戻すときには自分自身が自由になったと感じるものです。抑圧と感じていたものの正体は自分自身のエネルギーの波形の乱れなのです。自分が良くなっていくことと自由になっていくことは関連があるのです。

おもしろいことですが、自由を求めて束縛から逃れようとしているときは、自分の波を守るために身の回りに壁を築いてしまいます。しかし、自由を得てエネルギーの波形がきれいなものになってくると今度は壁を壊して自然界の大きな波に自分の波が飲み込まれていくことを求めるようになります。それは、もともと自分自身の中にあった波が、実は自然界の波を転写したものだったからです。防護壁をなくして自然界のリズムで生きることが本来の生き方であると気づいたときです。しかし、まだ身の回りに敵や競争相手が大勢いたり、自然界で起こることを脅威だと思って戦っていたり、病原菌に打ち勝とうとして対策に余念がなかったりするうちは、防護壁をなくすことができません。それは自分の波を守ろうとして、もっと大きな本当の波を見失ってしまっているからです。

生体が振動すれば気が動きます。身体が固まって振動が止まるとエネルギーも止まってしまうのですが、人はなぜか身体を固めてしまうことを自ら進んでしてしまいます。それは、戦って何かに勝つためや、何かから我が身を守るためには身体を硬くする方が有利だと思ってしまうからです。それが、人が意識的に良くなることを求めたときにやってしまうことのようです。病気を治すために薬物治療をすれば身体は硬くなるし、人体を人工化していけばもっと硬くなります。

人には、身体が良くなることを求めていくときに、硬くすることで自然界の法則に打ち勝とうとする性癖があることを理解できる格好のモデルが、旧約聖書創世記のバベルの塔の話です。16世紀にブリューゲルによって描かれた絵画『バベルの塔』ではそのことが視覚的に理解できます。レンガと漆喰で構築されたその塔は強大ですが、どう見ても振動のできないものです。人は強くて硬いものを人智の力で作り出すことで神の力を得ようとして天にも届くバベルの塔を築き上げたのですが、神の怒りを受けてバベルの塔は破壊されました。でも、神の怒りの雷《いかずち》を受けなくとも、振動できない高い塔はエネルギーが中に溜まって暴れてしまうので真ん中から折れるに決まっているのです。気の流れない構造だからです。

人智をもって硬く強くなっていくことで自然界の法則から逃れられるという夢が幻想であることは、旧約聖書の時代からすでに言われていたわけです。それでも人はその夢を捨てられないようで、現代でも『三匹の子ぶた』の「わらや木で作った家は風で吹き飛ばされてしまうけれど、レンガで作った家は大丈夫」という教訓は万人に好まれています。気の流れは目に見えないけれど、「硬くて強ければ安心」という話は子どもにもわかります。そして人は自らの身体もわらや木のようにしなやかなことよりも、レンガのように丈夫である

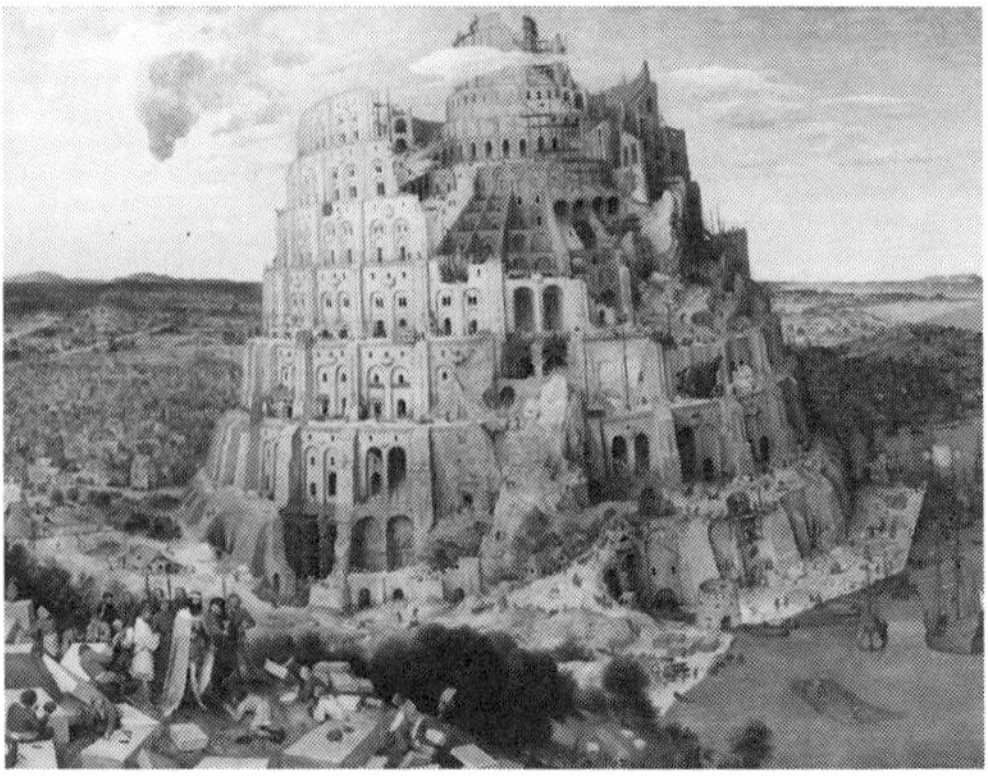

ピーテル・ブリューゲル『バベルの塔』（1563年）
ウィーン美術史美術館所蔵

ほうが生存に適していると思ってしまっています。確かに硬いほうが強いのですが、その方向では気が流れなくなっていくことは人体も同じなのにです。

気の話でバベルの塔を持ち出すなら、それに対比して語られるべきは五重塔です。

五重塔は木造ですが地震大国の日本にあっても倒れません。現存する世界最古の法隆寺の五重塔が造られたのは奈良時代ですから7世紀です。他にも古いものはいくつも残っています。どうして強固なバベルの塔が倒れて木造の五重塔が壊れないのかといえば、バベルの塔は強固さゆえにエネルギーが内部にこもってしまう構造であるのに対して、五重塔は自由に揺れるタワーだからです。

五重塔がどういった構造をしているかというと中心を心柱《しんばしら》という柱が通っているのですが、その太い基底部は地面に固定されて、細い先端は天に向かって自由に振れることができるのです。これは耐震とか免震とかいうことよりも積極的に振動することを意図して設計されているように思えて仕方ありません。外観の構造物も地面に固定されていないので心柱の中を天に向かって昇っていくエネルギーの動きを邪魔することはありません。その結果（というよりそれが目的で造られたのではないかと思ってしまうのですが）、五重塔は地上のエネルギーを集めて天に向かって放出するエネルギー装置だということです。

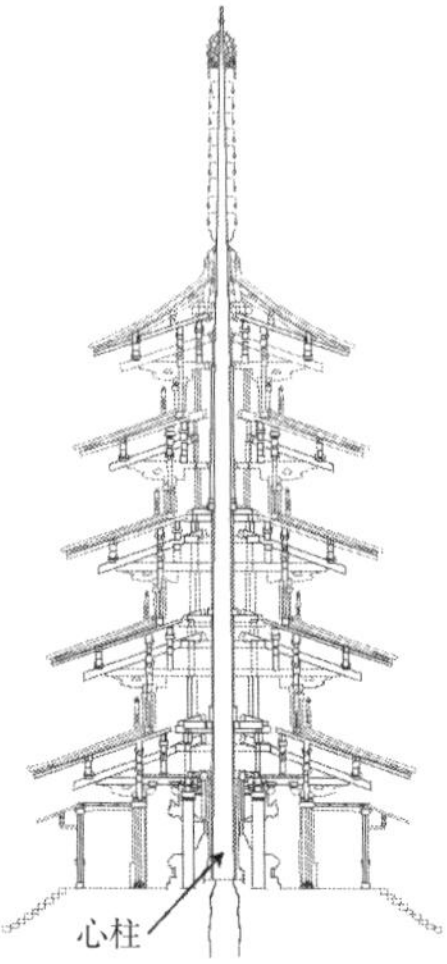

法隆寺五重塔の断面図と心柱

五重塔が宗教的な建造物であることを考えれば疫病や災いといった地上に蔓延する邪気を集めて浄化する役割を担っていたのかもしれません。そんなことを思ってしまうのは、心柱が地上部に突き立って振動している様子が、鍼灸《しんきゅう》のハリが人体の経絡（ツボ）に打たれて振動しながら身体を浄化している様子とそっくりだと思うからです。それは大地に突き立っているというシルエットが似ているだけでなく、接地しているところのエネルギーを振動させることで流れを作って空中に放出するという働きもまったく同じなのです。

そして整体の現場でも、身体の調整をしているときに五重塔を思い出します。五重塔と人体はエネルギーを流すための構造が同じです。腕だけを見れば肩関節は五重塔の基部であり指先は先端です。基部よりも先端の指先が軽やかに動くことで腕全体のエネルギーが指先から抜けて気が通ります。そのことが感じられなくとも誰でも手の先から気の放出をしています。足も同じで股関節が基部で足の指先に向かってエネルギーが抜ければいいのです。腰痛で苦しんでいる人の痛みがなくならない理由が足首が固まってしまっているためにエネルギーが抜けなくて腰に溜まってしまっているためというのはよくあることです。その場合は腰を押さえないで足首を動くようにして足先に出口を作ってあげれば、腰に溜まったエネルギーが抜けていきます。

背骨を通るエネルギーには頭から発して腰へ降りるものと、腰から発して頭へ抜けるものの二方向があります。理知的であろうとするエネルギーと性的であろうとするエネルギーは、逆方向の流れですから同時に両立することはありません。

これらの身体の構造に即してエネルギーがきれいに流れるときに、身体は調子がよく物事も順調に運びます。一方、何かの理由でこのエネルギーが止まったときに体内に溜まったエネルギーが内攻すれば、病気を作って自らの身体を壊すエネルギーに変わってしまうのはバベルの塔の話と同じです。

コロナ禍の現在、改めてわかったことは、人類はバベルの塔の話の意味をまだ理解していなかったということです。人為的な解決策は振動を失わせてしまうものです。人は物を作れても生命を作り出すことはできないからです。

「悪いものに戦って勝つ」「そのためには硬く強いほうが有利」という発想で人智を尽くした末にやっていることは、コロナに感染しないようにと人を疑って自分が不安になっていること、薬で自らの症状を止めていること、ワクチンでウイルスを拒否することです。これらはすべて自分の身体を硬くして守ることです。気の流れを止めてしまうことなのです。

そして自然のままに任せること、つまりコロナに感染して熱を出し切って経過することは、身体が振動するものになっていくことです。生き物としての生命力が増していくことです。

人智というものが、自然界で生きるための法則を「硬くて強いものが戦って生き残れる」というような未熟な発想でこの数千年来誤解していることを教えてくれているのがコロナ禍なのかもしれません。

人類は、もっと硬くてもっと強いものをずっと求めてきました。自然を排除することで人類の安全を確保する人工的な社会を構築してきたのは男性的な価値観です。

しかし、何ものをも受け入れるような、しなやかに気が流れて通っていくことの意味を理解することは、今まで自分を守るために築いてきた壁を壊して人が自然界の中に帰っていくことを意味します。それは女性的な力が求められ始めるということです。コロナ禍をきっかけに、この価値観への移行が起こるのかもしれません。

第４章

コロナウイルスは本当に敵なのか

ウイルスを敵としないとはどういうことか

人は、利害関係によって敵と味方に分けてものを考えてしまいがちです。それは、何かがうまくいかないときに敵を見つけてしまうということにつながっていきます。農業をやれば害虫や疫病を厄介だと思うし、医療をやれば病気の克服が目標になります。そのとき、化学薬品という武器で戦うという点において農業と医療の構造はまったく同じです。そうやって敵を見てしまうことが、現代の人類が共有している意識のあり方です。

しかし、「今まで戦ってきたものは敵ではなかったのではないか」と考える人たちが現れはじめています。その人たちは、初めからそう思っていたわけではなく、学校で教わったことを信じて大人になってきたし、社会に出てからも、みんなと同じように農薬を撒いたり子どもの風邪を薬で抑え込んだりしていたのですが、あるとき、「こんなことはいらないことだったのだ」と気づいてしまったという人たちです。

新しい薬が開発されると病気が治せるようになるとか、科学が進歩することで明るい未来が訪れるという約束は外へ外へと広がっていくのですが、知識というものは、いくら増加しても、いつまでたっても水平方向への広がりしかもたらしてくれません。しかし、「こんなことはすべて必要なかった」とわかってしまったということは、気づくことであり、意識の次元が垂直方向で変わってしまうことです。本人にとっては神からの啓示を受けたようなショックです。

それがわかってしまうと、それからは大変困ったことが起こります。そのような考えを許してくれる受け皿が世間にはほとんどないからです。仕事がなくなるのです。

「子どもが少し熱を出しただけなのに、小児科の先生はすぐに薬を出すのよ。どこかに薬に頼らないで治してくれる先生はいないのかしら」とお母さんたちは勝手なことを言います。でも、「薬には害がある」と口に出して言ってしまう医師がいたら、その人は医師仲間からどんな目に遭わされるのかを想像してみるといいと思います。

いままで慣行農法（農薬を使う方法のことです）でやってきた農業者が、気づきに従って化学肥料と除草剤と殺虫剤（この三つはセットです）をいっぺんにやめてしまったら畑は暴れます。それは一時的なことなので畑が落ち着いていくまで数年間経過を見守ればいいだけなのですが、そんなことは周りの農業者が許してくれません。「お前の畑から雑草の種や虫が飛んでくる」と言われ、仲間から村八分にされて自殺してしまった人もいます。

こういったことはニュースで取り上げられることもなく、世間の理解が得られることもありません。

これらの話は、気づいたことが間違っていたわけではなく、人間社会の構造の問題です。みんなでやっている社会システムから外れるためには制裁を受けなければならないということです。

だから、気づいてしまった人にはこれから困難が始まるわけですが、世間からどんな目に遭わされても、いままでと同じことを続けることはもはやできません。啓示は、人間が受ける最も強力な命令だからです。そこで、たいていはドロップアウトの形で世間の主流から外れることになります。その人たちは表舞台からは姿を消して声をひそめて静かに世間を見ていますが、彼らは孤立したマイノリティではありません。農薬に汚染されていない食べ物を求める人と、子どもを薬漬けにしたくない母親は、いつでも世間の主流だからです。

これは、声なき声と無意識の本能のつながりですから世間の表面には現れませんが、そっち側に行ってしまった人は、人と人が心でつながっている豊かな世界が世間の水面下ですでに広がってきていることを知ることになります。

同じようなことは農業と医療以外でも、世界中のあらゆる分野で起きはじめています。まったく違った仕事をしている人たちなのに、共通して感じていることとは、「もう、こんなことはやめてしまいたい」という気持ちのことです。はじめは、組織の中で自分だけがおかしくなってしまったように感じられますが、他の分野の人と横のつながりをとってみると同じことを感じている人たちがいることがわかります。

その共通して感じている「もうやめてしまいたいこと」とは、仮想の敵と競争する終わりのない戦いの中に身を置いているということです。つまり、資本主義社会で成功するために人間性を犠牲にしている生き方のことです。

原初（小学校ですでに教えられる）の「いい成績を収めて競争に勝つ」という動機がそもそもの間違いではないかと僕は思うのですが、残念ながら資本主義の競争は投入した石油エネルギーの消費量が大きいほうが勝つようにできています。それは企業の予算の計画だけではなく、家庭での教育や生活についても同じで、仕事や学校を休まないために人の身体にまで石油由来の化学薬品が投入されます。それらは生活改善薬と呼ばれますが、頭痛や生理痛を止める鎮痛剤を常用している本人は、それが頭痛や生理痛のある身体を治してくれるものではないことを知っています。それでもやめられないのは、資本主義の競争で負けてしまうことを恐れているからです。本当の病気の人の薬は病気が治れば終わりです。しかし、競争に負けないための薬は、合理的で効率の良い生活を求める限り増え続けていきます。

「そうじゃないんです。そんなことはわかっています。でも、痛みを止めるためには薬を使うしかないんです」という声を過去にどれだけ聞かされたかわかりません。

「その痛みがなくならないのは、自分のリズムを無視して学校や会社の都合に自分を合わせようとしてきたからじゃないのかな」という話は、「どうしたらこの痛みをなくすことができるのですか」という問いの答えになっていないのですが、僕はそう答えるしかありません。社会システムに自分を合わせることをやめてしまったり、資本主義の競争から降りてしまった人たちが、そういった生活改善薬を必要としなくなった様子をいままでたくさん見てきているからです。

痛みがあることには理由があります。熱は必要だから出るのだし、食あたりで下痢をするのは毒を捨てて身体が良くなっていることです。疲れればよく眠れるし、不調な日があるから好調な日があります。これらは身体の自然を保つための必然なのですが、こういった無意識下の身体の働きは時を選ばず起こるし、その意味を顧みられることもありません。それに比べると「今日は大事な会議があるから頭痛になっていられない」という声は大きく意識に訴えてきます。会社の上司や学校の先生にも「体調を管理しなさい」と言われます。よって鎮痛剤は常備薬になり、下痢を止め、発熱を止め、いまや、子どものやる気までもが薬でコントロールされるようになりました。受験に勝つために女子高生に生理をピルで止めることを指導する教師たちが現れ始めた記念すべき時代でもあります。

そうやって片っ端から社会活動にとって不都合な症状を薬で止めてきたわけですが、身体は本当に大丈夫なのだろうかと心配になります。しかし、鎮痛剤を常用することで身体に蓄積する負の作用について本人が感じることはできません。その感覚を麻痺させるためのものだからです。いつかそのうちひどいしっぺ返しが来るのではないか、自分たちが何をしてしまっているのかに気がつくような本当に困ることが起こるのではないか、それはどんな薬でも止めることのできないもので、たぶんインフルエンザのひどいやつみたいなのがドカンと来るのではないかと思っていたのですが、予想を上回るものが現れました。コロナです。

ここまでの話はコロナの出現までの話です。それから三年が経過しましたが、僕の思いはやはり同じです。コロナウイルス出現の理由は人類がやってしまったことの修正です。それは人工的になりすぎた身体の回復作用であり、失われつつある自然界との絆を取り戻すための修復作用です。ひいては地球全体の均衡を取り戻すためのものです。

僕が、コロナウイルスは敵ではなく、人がこれまでにやってきてしまったことの反動であり修復作用だと思う理由は主に二つあります。

ひとつ目は、コロナ感染で重症化して後遺症が残ったり、亡くなった人たちは、僕の知る限りでは過去に薬を常用した上でコロナ感染中に症状を薬で止めようとした人たちばかりなのです。普段から自然な身体を保っている人は、コロナに感染して症状が出るに任せても後遺症もなく普通の風邪の経過と同じです。それどころか、慢性的な病気を持っている人が感染しても、コロナを敵とせずに起きていることを受け入れて、高熱が続いても恐れのない心で経過したときに、元からある病気が改善しているということさえあるのです。

二つ目は、戦って勝とうという気持ちのない人にコロナ禍はないということです。コロナにかかることを恐れている人は、いままで通りの合理的で効率の良い生活が送れなくなることや資本主義の競争に負けることを恐れているのです。

都会での競争の勝ち組になることしか生き残る方法はないと思っていた人には想像もできないことかもしれませんが、資本主義の競争を降りてしまった人たちは、コロナに感染しても発熱して休めば終わりです。コロナ禍の中でも何の影響も受けていないということです。競争のない生き方とはどんなものなのか。それを具体的にイメージすることは難しいかもしれませんが、そのことを考えていくことがコロナ禍を考えていくことであると僕は思います。

ウイルスを敵としないということは、国家が決める感染対策や政策のことではなく、私たち一人ひとりの問題です。心の中の恐怖をなくすことができたときに、コロナウイルスが現れた理由がわかります。そして敵意がない心でコロナウイルスに接する（！）ことができたときに、今まで知っていたこととはまったく別のことが起こります。

コロナウイルスが現れた原因が人類の振る舞いなら、コロナウイルス経験によって新たなる境地を見つけることは、人類の直面している問題の答えとなってくれるはずです。

恐怖は必要ないもの

世界で最初にコロナウイルスが出現したのは2019年で、日本では2020年1月ですが、それよりもだいぶ以前から新型コロナウイルスによって世界中が恐怖に落ちるための準備がされていたように思います。

20世紀の終わり頃は世界中で終末論が流行しました。世界が終わりを迎えるような災害に見舞われてパニックに襲われるような小説が書かれ映画が作られました。たとえば、僕が印象に残っているのは1995年に作られたダスティン・ホフマン主演の『アウトブレイク』という映画です。それまで知らなかった感染症の恐怖をこの映画で知った人は多かったと思います。アフリカ由来のウイルスがアメリカで感染爆発し、全身が腫れ上がった人々が次々に死んでいく映像はショッキングで、映画はヒットしました。

人々がまだウイルス感染症についてよく知らなくて興味も持っていなかった時代に未知の危機について教えてくれたこの映画は、科学的だし、啓蒙的だし、人道的で、国連の推薦がつきそうなくらいでしたが一つ重大なトリックがありました。実際に起きた出来事に忠実に作られているように見えるのですが、登場するウイルスはエボラ出血熱に似た架空のものであるという設定だったのです。そのウイルスは、接触した人には必ず感染し、感染した人の致死率は100%であるという設定でした。僕はずっとそのことに気がつかず、感染症は怖いものだと思っていて、その落とし穴に気がついたのはコロナ禍が始まってから改めて観たときです。感染率も致死率も100%のウイルスなどというものが存在しない、というより存在できないことは少し冷静になって考えればわかることですが、インフルエンザ程度の感染率だったらパニック映画にならないわけですからしょうがありません。

コロナウイルスの致死率でもパニック映画にするのは難しいと思うのですが、こういった架空の物語でパニックになることを覚えてしまった人たちが、それをコロナ禍で再現しているような気もします。それから２０１１年のマット・デイモン主演の『コンテイジョン』という映画はもっと２０２０年のコロナパニックにそっくりです。

コロナ禍が始まるとテレビからはバタバタと人が倒れる武漢の映像や、死体袋がゴロゴロ放置されているスペインの病院の映像が繰り返し流されました。人々に恐怖を与えられるのが良作のパニック映画ですが、それはニュースも同じです。感染症のニュースなのですから恐怖が伴っている方がリアルに感じられます。それが行きすぎてしまって、ニュースの質は高くないのに恐怖の演出のほうが上手な番組が増えたりしました。

２０１１年のニューヨークのタワービルに飛行機が突っ込む映像と、21世紀になってから世界中で何度も起きている津波の映像は、それを観て体調を崩す人が続出したので放映は自粛されました。それなのにコロナウイルスのニュースになんの歯止めもかからないのはおかしなことでした。もしかしたら、「無知な人」が間違った行動をして感染症を広げてしまうことを防ぐために恐怖を拡散しておこうというメディアの親心なのかもしれません。しかし、身の回りで実際に起きていることに気がつかないで振る舞っていることは無知ですが、ニュースの情報をすべて鵜呑みにして怖がっているのも無知です。無知から起こす行動は、どちらも誤りです。

無知とは知識がないことではなく関心が足りないことです。関心が足りないとは心がないことです。心が閉じた状態で集めた知識は本人にとっての意味をなさないので間違ってしまったり恐怖を呼び込んでしまいます。心に恐怖があると、人は自分の頭で考えることができません。

自分の中の恐怖を手放すことは、心が自由に動き出すことです。人が困難の中で、本当はどうしたらいいのかがわかるのは、自由な心で考えられたときだけです。

世界には人工化と自然回帰の二つのシナリオがある

2020年に日本のコロナ禍は始まりましたが、この国ではほとんどの人が実際のコロナウイルス感染体験ではなく、情報による恐怖体験が始まりだったはずです。僕の道場でも初期の頃は「ここもいつか修羅場になるのだろうか」と待ち構えていたのですが、なかなかそのようなことは起きず、やって来るのはコロナに感染した人ではなく、恐怖でおかしくなってしまった人たちばかりでした。

２０１１年の福島の原発事故のときも同じような状況でした。放射能で身体に影響を受けた人よりも、恐怖でおかしくなってしまった人の方が目立ちました。身の回りの環境に放射能が残留していると考えたら怖くなってしまって、土に触れることもできず、空気を吸い込んで息をするのも怖くなり部屋に閉じこもったままの人が心身に失調をきたすのは当然でした。

心身症や自律神経失調症、それから不定愁訴を訴えるような人たちが整体を受けに訪れることは、よくあることです。

恐怖は身体の特定の部位を緊張させます。恐怖が続くと緊張して縮んでしまった筋肉がゆるまなくなってしまいます。もともとは心で作ったものですが、筋肉の運動系に異常をきたしたことで将来的に身体に病気を作っていくのが心身症です。

整体では、こういう場合には不安で固まっている首をゆるめて、みぞおちに息が入るように身体を動かし、恐怖の情報でいっぱいになっている頭を空っぽにして、新しい息が身体の中をめぐり出すことで気持ちが健全なものに入れ替わっていくように調整していきます。

心身症から脱却するには生活を変えることです。人工的な空間に閉じこもることをやめ、テレビのニュースやスマホからの情報を遮断して、自然界の中に身を置いて過ごす時間を作ることが身体を変えることになります。人為的に作られた情報に満ちた人工空間と自然界とでは物事の進む速度が違いますし、リズムも違います。だから、たまには自分の身体の中のリズムを自然界の方に合わせるようにリセットする必要が誰にでもあるのです。

自然界の中に身を置いて自然を感じると言うと、「花鳥風月ですか」と言われます。そうなのですが、風流を感じるだけではなんだか弱いです。ヨガや坐禅をやりこんでいる達人ならば花の香りで身体が騒ぎ、夜空の月を眺めただけでも自分が天体の一部であることを全身で感じることができますが、その感覚を失った都会人がその力を取り戻すには、もう少しダイナミックな刺激が必要かもしれません。海で溺れたり、川の濁流に流されたり、崖から落ちたり、山で遭難して寒さや空腹で死にかかるのも命を失わなければ自分の生きる力を取り戻す健康法です。

人工的な空間（つまり普通の屋内ですが）に閉じこもることは、外の世界に対する関心を失うことです。外との関係を絶って自分の身体だけで呼吸をしていると、そのうち誰も自分を受け入れてくれないという疎外感を感じてしまうものです。そうして、閉じこもった世界の中にいると周りのものはみんな敵に思えてきてしまいます。

しかし、屋外の自然環境というものは、すべてのものが呼吸をしていて、自分の存在もそれと関係のあることなのです。吹いてくる風を吸い込むこともできるし、自分の吐きだしたものを吸ってくれる動植物がいます。それまで敵ばかりだと思えていたために閉じていた身体の呼吸が外の世界と交流を始めれば、それはもう、受け入れてもらえたということです。そのことに気がつけば、もう敵はありません。これが不安を払拭するということです。

原発事故のときの問題点はここにありました。心身症や自律神経失調症は、息が入れば元の身体に戻れるのですが、その戻るべき自然界の大地と風が汚染されていると思って拒絶したら、もう戻るところがないのです。

コロナ禍の中の心身症も同じです。どこに行ってもコロナウイルスがあると思って感染を恐れていることは、身の回りの人を恐れることです。それは、世の中に自分の味方はいないと思ってしまうことです。他人を恐れる心を手放さないで人工的な空間に閉じこもったり遮断して安全を求めることは心の中の防護壁を高くするばかりです。防護壁の高さは警戒心の強さで決まります。人は安全を求めて身の回りに壁を築きますが、壁があることは、自分の中に緊張感を生むことでもあります。防護壁をありがたいと思っているうちは自分の中に恐怖があるということです。それに頼っていると警戒心が手放せなくなります。本物の安心が訪れるということは、壁がいらなくなるということです。

人の身体は自然界の一部です。人工的な環境に閉じこもることが助かることだと思ってしまったら戻るところはありません。

海で溺れてしまって海中深くに沈んでしまうと、どちらが海面なのかがわからなくなってしまうことがあります。海底に向かって泳いでしまっているのに本人がそちらが海面だと思っているのだったら助かりません。

人間は、太古の昔から自然界の中に人工的な空間を作って安全を確保してきた歴史を持っているので、人工的な方法が安全のイメージと結びついてしまっています。しかし、21世紀はもはや人工化が行き過ぎてしまいました。これからは、いかに自分の身体を人工化と孤立化から守って、身体の中に本来の自然を保てるかということに安全の方向が変わっていきます。

原因を自分の中に探すという知恵

「これがコロナウイルスの正体です」という電子顕微鏡の拡大写真を見せられても、どうにも実感が湧きません。ウイルス学者が科学的事実を集めて専門用語で説明してくれても、それが私たちの身体や生活とどう関わっているのかはさっぱり腑に落ちません。でも、ウイルスは昔から私たちの生活と共にあって、昔の人はその振る舞いを日常の言葉で説明していました。それは、こんな感じです。

目には見えないけれど、いつも自分たちの身の回りにそれはある
現れたり、いなくなったりするように思えるけれども、それは集まったり散らばったりしているだけであり、それにどういう振る舞いをさせるのかを導いているのは、他ならぬ自分自身である
だから普段は気がつかないけれど、必要になるとそれは現れる
それが現れ働き役目を終えて去る前と後では、自分自身が変わっている

これは、ウイルスと同じように目に見えないけれどもいつも私たちとともにある「気」についての説明にも似ています。もしかすると、昔の人は気とウイルスをあまり区別していなかったのかもしれません。どちらも目に見えないけれど確かにあり、人の身体に影響を与え変化を促すものです。

ウイルスと気を区別しなくてもいいというのはもちろん言い過ぎですが、それに対して「そんなはずないだろ」と目くじらを立てる人は、ウイルスや気を即物的に見ようとしている人です。しかし、ウイルスの経過していった身体と気の通った身体とは、その経過と結果において親和性があるのです。それは自分自身で経験してみないとわからないことですが、即物的にものを見ている人にはそれが経験できないということが、気のことを語るときの問題でもあります。

ウイルスも気も目で見ることはできませんが、それは見なくてもいいから見えないのだと僕は思っています。電子顕微鏡でしか見えないのは見る必要がないからです。ウイルスのような、変異していくのが当たり前のものの変化を追いかけて「〇〇株だ」「新型だ」と言ってわかったつもりになっていることが「ものが見えていない」ということです。見えないものを見ようとするのではなく、見えるものをもっとしっかり見るべきです。その見るべきものとは人の身体です。ウイルスに感染した人の身体に起きていることをもっとよく見たほうがいいのではないかと思っています。

ウイルスのほうを見ないで身体のほうを見ることは、ウイルスに感染する理由を自分の中に探すということでもあります。困ったことになる原因を自分自身の振る舞いの中に探すことでウイルスの振る舞いを理解していこうとするものです。それは簡単にいえばウイルスを敵としないということなのですが、自分自身が問題なのだと思えれば、やれることは自分を整えるばかりです。ウイルスのことを考えるのに自分自身に問題を見つけていくというのは、時代遅れと言われますが素晴らしい知恵なのです。

しかし、現代では「何型のウイルスかを検査して特定して感染しないように注意しよう」という感染対策が常識となっていますが、そこに自分自身を振り返る心は含まれていません。悪いものが忍び寄ってくるのを警戒するばかりですが、それでは人を疑い怯えて心が汚れ、身体もこわばるばかりです。だから、コロナ禍の中で世間で流布されているウイルス観はこんな感じです。

それは油断している者に忍び寄ってきて知らぬ間に身体に取り憑く
それに取り憑かれた者は社会に災いをもたらすので隔離しなくてはならない
その邪悪さを拡散させないためには常にお互いを監視し注意を怠ってはならない

この説明で語られているものは、もはやウイルスではなくて悪霊です。ウイルスの振る舞いを悪霊のように考えるのはまったくの間違いです。悪霊もウイルスのように実体のよくわからないものですが、やはり自分の心が導くものです。ウイルスを悪霊のように思ってしまうのは悪霊がわかっていないからです。悪霊は自分の心の持ち方が間違っているときに見てしまうものであり、悪霊を見てしまう人の問題点は、それが自分のせいだとは思っていないことです。

整体は気を扱うのだと聞いて、「私は霊が見えます」とか「除霊をしてください」と言う人がやってきます。こちらは別に霊が見えてもかまわないと思っているのですが、「ほらあなたの後ろにも悪霊がついています」と人を怖がらせて回っている人はやっぱりどこかがおかしいものです。頭のおかしさと身体のおかしさは連動しているものなので、僕は除霊はしないで身体の調整をします。たとえば、変なものが見えてしまう人は首が大きく狂っていることがよくあるのですが、その首を正して頭がきちんとすると心もきちんとしてきて、変なことは言わなくなってくるものです。正しい身体と正しい心で霊を見ている人は、そんなに邪悪なものは見ないということです。これは「疑心暗鬼を生ず」と同じことですが、誰でも前もって自分の心の中にあるものを見てしまいます。

だからやっぱり僕たちは、コロナ禍の中でウイルスだけを取り出してみたりしないで、疑うことなく、ウイルスに関わるときの自分たちの心と身体と生活を見ていけばいいと思っているわけです。

正しい生活と正しい身体と正しい心を持って生活している者ばかりが感染してバタバタと死んでいき、その逆の、人を疑ったり、必要以上に怖がったり、不本意だとわかっているけどそうしなければならないと思っているような生き方をしていないと生き残れないのなら、コロナウイルスは本当に邪悪なウイルスです。でも、問題を自分の中に探すようにしていくと、そんな邪悪なものはこの世の中には何も存在しないということがわかってきます。それは、人が一生かかってもいいから、探し続けて見つけ出すべき大切な真理です。

このことがわかってしまうだけで、その人の中ではコロナ禍はもう終わってしまうのだと思います。

寄生虫と細菌とウイルスのバランス

感染を防止する方法として、手洗い、消毒、ワクチン接種などが科学者や専門家から提唱されました。そして有識者たちが口を揃えて「これらの方法は一部の人だけがやっても意味がありません。世界中のすべての人がやらないとウイルスは根絶できません」と言いました。

しかし、頭で考える人たちには理解しづらいことですが、これらの感染対策に対して本能的に熱心になれない人たちがいます。自分たちがウイルスに感染して死んでもいいと思っているわけはないし、提唱された方法で感染を予防できることも疑っていないのに、感染対策に熱心になることには身体が拒否反応を示すのです。そして、その人たちは、自分がそう感じてしまう理由を人に上手に説明することもできません。

これと同じ二極化構造は、無農薬栽培で作物を育てている人たちにはお馴染みのものです。

「オレたちが必死に薬を撒いて悪い虫を駆除して環境を良くしようとしているのに、あそこの畑では虫を増やしている」と言われます。もちろん、農薬を使わない人たちだって、害虫が大発生してもいいと思っているわけではありません。殺虫剤が作物に被害を与える虫を駆除してくれることは知っています。しかし、畑に農薬という化学物質を撒きたくないということとは別に、何も駆除しない方がいいと思っているということなのですが、その理由を説明することができないのです。それは、農薬を撒かなかったり管理しすぎないで自然のままに任せて人が何もしなかったら、自然界に起こる出来事は膨大で複雑すぎて、何が起こるのかを予想できないし、それを説明することは、その畑で起こるすべての生き物が関わる自然界の営みのすべてを話さなければならないので、つかみどころがないのです。

作物に被害を与える虫が大発生するのは、まあよくあることです。その虫に殺虫剤を使って駆除して困難を切り抜けたというのは人の頭で理解しやすい話です。しかし、農薬を使わなかった畑で起きることは、何かひとつの虫が大発生したら別の何かが現れてそれらの虫を食べてしまうことです。それは前もって何が現れて何が起こるのかはまったくわかりません。どうして現れたのか、どうしてわかったのか、どこから来たのかまるでわからないのですが必ず現れます。経験的にわかっていることは、農薬や殺虫剤を一度撒いてしまったところにはもう現れないということだけです。

その何が起こるのか説明できない営みをあえて平たく一言で言ってしまうなら、自然界のバランスを取ろうとする力と言うしかありません。現在のコロナウイルスの大流行もそうですが、イナゴの大発生とかひとつだけの種が暴れ出すには、それ以前に自然界のバランスが崩れて均衡が破られているという条件が必ずあります。何かが大発生するのは、すでに修復の働きなのです。

害虫が大発生したので薬で駆除したというのは目に見える出来事ですが、均衡の崩れというのはエネルギーバランスの乱れなので目に見えませんし、起きることはカオス的です。修正するために何が現れるのかはわからないのです。破られた均衡を修正する働きの連鎖をバタフライエフェクトと呼ぶのは、起こることが前もってわからないからです。関係が目に見えないいくつかの出来事を線でつなげられる人が予言者と呼ばれましたが、予言が成立できるのは目に見える出来事の背後にあるエネルギーの動きを見ているからです。

地球上のすべてのものが、その均衡の中にあります。その均衡がもたらされるときの力を気と呼んだのですが、その源はあまりにも捉えどころがないので神と呼んだのかもしれません。均衡がもたらされた状態は安定しているので人の目には当たり前の風景にしか映りません。それがこの力を見えなくしているのですが、地球上のあらゆることにこの力は及んでいます。

同じ力は人体の中でも均衡を作っていて個人的なバランスを保っています。身体の中で均衡を保っていることを表現するのに昔の人は、「人体の中では寄生虫と細菌とウイルスがバランスをとっている」と言っていました。僕はこれにカビを加えてもいいと思っています（がんも水虫もカビです）。それらが互いに増えすぎたものを食べ合うことで均衡状態を保っているということです。

寄生虫や細菌やウイルスの専門家からは荒唐無稽な話だと思われるのかもしれませんしエビデンスもありません。しかし、寄生虫を薬品で駆除して細菌に抗生物質を使い始めた時期と、がんが増え始めた時期と、裕福な家庭の子どもからアトピーやアレルギーが始まった時期は一致するのです。これだけはっきりした点と点を科学者が線で結ぼうとしてくれないのは、科学は予言を嫌うものだからかもしれません。背後の力を先に見てから論考するのは科学的ではないのです。だから現代で起きていることは、人体から寄生虫を駆除しきったので細菌とカビが暴れ出したのを化学薬品で封じ込め、次の攻撃目標はウイルスだというわけです。

「コロナウイルス感染拡大防止にはすべての人がウイルス撲滅運動に賛同しなければならない」と言われて違和感を感じている人たちは、悪者をピックアップして排除するやり方ではいつまでも均衡状態は訪れないことを知っているのだと思います。でも、それを口に出してしまうと、「悪者をかばうのか」と言われて異端者扱いされてしまうので、はばかられるのです。しかし、この「寄生虫と細菌とカビとウイルスがバランスをとっている」という話は、耳慣れて腑に落ちると心を落ち着かせてくれます。ウイルスや細菌を薬品で駆除したときとは安心の質が違うし、訪れる世界も別物です。均衡とは何かを考える鍵はこの辺にありそうです。

自然農法で畑と田んぼをやりながら子育てをしている女性に、ワクチンをどうするのかを訊いてみました。もちろん答えは知っているのですが、その選択の理由をどう説明してくれるのか訊いてみたかったのです。

「もちろんやりませんよ。だって、一度やったらキリがないから。困ったな、どうしてそんなことを訊くんですか。当たり前のことだから説明なんてできませんよ」

この一見しょうもない会話が僕がいちばん印象に残っているものでした。ワクチンをやるにしろやらないにしろ、その理由を雄弁にエビデンスで語るなら一部しか見ていないのだと思います。この女性のように全体の均衡の中で生きている人はその一部だけを取り出して話すことができません。全体を見ている人は何も言えないのだと思います。均衡というものは分解することもできないし、一部だけを取り出したらなくなってしまうものだからです。

鳥インフルエンザと平飼い養鶏

コロナ禍が始まるより二十年も前のことですが、全国的に養鶏場の鶏たちに鳥インフルエンザが流行したことがありました。そのとき、担当地域の養鶏場を視察して回っていたある保健所職員の話です。

養鶏場というのは、一つの建物の中に数千羽から数万羽、多いところは数十万羽もの鶏が一箇所で飼育されています。現在の、コロナ禍の感染対策をイヤというほど聞かされている私たちが当時の養鶏場の中を見れば、「こんなに換気の悪いところでこんなに過密状態で飼育していればウイルス感染症が出るのは当たり前だ」と真っ先に感じてしまうと思います。当時はそれよりも「いかに多くの鶏を合理的に飼育して卵の生産量を増やすか」ということのほうが関心度が高く、過密な環境で鶏卵を大量生産するための技術が消毒薬とワクチンでした。これは養鶏に限らず昔の家畜は似たような状況でしたが、特に養豚の環境はひどかったように思います。「動物の幸せのために尽くそう」と願って畜産科を卒業したばかりの純真な若者が、就職した牧場の飼育法に納得できず、「こんなのは動物虐待だ」と泣いて辞めていった話を昔はずいぶん聞いたものでした。

そして、そのような悪条件を改善したり、感染症を流行させないように技術指導するのが保健所職員の彼の仕事でした。雑菌が繁殖しないように鶏舎内には定期的に消毒薬が撒かれ、鶏には抗生物質を与え、ワクチンで感染症対策をするのですが、それでも何年かすれば新しいタイプの感染症が流行したものでした。

彼は、鳥インフルエンザ感染症の起きた養鶏場を回って、消毒やワクチン接種のやり方などに手落ちがないかをチェックしながら改善点を指摘していきました。そういったミスや技術的な問題を解消していくことで感染症は抑えられると考えていました。しかし、何かのミスが見つかれば、「これが原因だったのですね」と言うこともできますが、多くの養鶏場は管理に手落ちがあったわけでもなく、仕事をサボっていたわけでもなく、行政の指導する通りにやっているのに、彼が視察して回った地域の養鶏場はどこも感染を免れることができませんでした。

鳥インフルエンザにかかった鶏たちは、生気を失った目で空中を見つめ、羽毛はベタついてその役目を果たせず、今まで鶏自身を守ってくれていた羽毛が我が身を滅ぼすものの温床になっていました。人間も、濡れた羽毛布団を身体にピッタリ張り付けた状態で一晩過ごせば同じ気分が経験できますが、そういった状態の鶏が何千羽、何万羽もいるのですからもはや手の施しようがありません。鶏舎の中には重い空気が立ち込めていて、そこに病魔が居座っていることは呼吸をするだけで感じ取ることができました。検査をすれば至る所から鳥インフルエンザウイルスは検出されました。その状態を、「鳥インフルエンザウイルスがこんな事態を招いた」と考えるのではなく、「この鶏舎のあり方が鳥インフルエンザを招いた」と考えることもできそうですが、それなら「ウイルスが何かを修正して、このよどんだ空気を変えようとしている」と考えることもできるかもしれません。しかし、そんなことを考えていたのでは保健所の職員は務まりませんし、彼にはそんなことを考える暇もありませんでした。

彼は、すでに死んでしまったものと、もう助かりそうもないものと、なぜか元気に生き残っているものとが混ざっている数万羽の鶏たちを観察した上で、すべての鶏を焼却処分するように指示を出しました。そして、感染拡大防止のために鶏舎と敷地内を徹底的に消毒する作業を眺めながら彼は、いままで自分の指示通りにやってきた養鶏場がどこも感染症を防ぐことができなかったことを痛感していました。

「鶏舎が大規模化に向かうことや、薬品が行き届くことで養鶏の未来が開かれると思っていたのは間違いだったのだろうか」


打開策の見えないまま疲れ切った彼は、視察の最後にとても小さな養鶏場を訪れました。そこは鶏の数が二百羽にも満たない小さな養鶏場です。あまりにも小さいので無視してもいいかと思ったくらいでしたが、電話の予備調査では消毒薬もワクチンも使ったことはないというので見過ごすわけにはいかないと思って訪ねたのでした。

「こういう無知でシロウトみたいな人がウイルスを広げるんだよな」と思いながら訪ねた彼は、案内された養鶏場を見て不思議に思いました。そこにあったのは今まで見たこともない鶏舎でした。平飼い養鶏なら知っていましたがそこはもっと開放的で、屋根があって金網で囲われてはいましたが鶏たちはまるで林の中で勝手に遊んでいるように見えました。

そして、彼が驚いたのは、そこの鶏たちが皆健全で生き生きとしていたからです。

「こんなことはありえない！　ここの鶏たちは、どうやってウイルスを防いでいるのですか？」と彼が訊くと、養鶏家は不思議そうな顔をして答えました。

「何も防いでいませんよ。見ての通り、ここは完全にオープンなスペースです。野鳥たちだって自由に出入りしているし、飛んでくる野鳥たちは他の養鶏場とも行き来しているはずだから、よそで感染症が起こればウイルスはここにも来ているはずです」

「でも、ここの鶏たちは感染してませんよね」

「ウイルス感染は、必要があるものにしか起こりません。ここの鶏は感染する必要がなかったのかもしれませんね。鶏たちをよく見てください。自由に動き回っているでしょう?」

「そういえば、背伸びをするように羽ばたいたり、足で地面を引っかいたりするのは他ではあまり見たことがなかったですね」そう言いながら養鶏場に入った彼は、知らないうちに自分も両手を天に突き上げて深呼吸していたことに気がつきました。そして、昨日の養鶏場ではマスクで防除しているのに息を吸い込みたくないと思って過ごしていたことを思い出しました。

「鶏は動き回る生き物です。歩き回ったり、羽ばたいたり、地面をくちばしでつっつくことができなかったら病気になります。そういうことを一切できない狭い鶏舎に押し込んで、病気になる条件を人間が前もって作っておきながら感染症が来たと騒いでいるんです」

「ここの鶏たちが丈夫なことはわかりました。でも、本当に鳥インフルエンザの影響はなかったのですか?」

「ウイルスは昔からいるし、鳥インフルエンザだって今回の大流行のずっと以前から常にあります。ここの鶏たちだってその洗礼を受けてきました。ここにいる鶏たちはそのときの生き残りといってもいいかもしれません。でも、あなたや大規模養鶏家はウイルスを根絶させたくて、その生き残りの鶏たちを殺すでしょう？　私のところでは、新しく鶏を迎えるときは生き残ったものたちの中に混ぜるようにして、あらゆる菌もウイルスも排除しません。ウイルスが仲間たちの間を行き来することで、環境に合った健全な群れが出来上がります。ウイルスはそのために働いてくれるものです」

「それが本当なら理想的な話にも聞こえますが、実現するのは難しそうですね。鶏をすべて焼却処分した養鶏場は経営の危機にあります。一日も早く元の経営状態に戻すことが喫緊の課題なのに、新しく入れた一万羽の中に生き残りを混ぜなさいなんて、私にはとても言えません」

「当たり前です。そうやって生命のことよりも採算を優先した経営システムを変えずにハウツーだけ取り入れようとしても、それでは今回と同じことが繰り返されるだけです。彼らが今の困難な状況を脱するために必要なものは新しい科学技術ではなくて、目に見えないけれど自然界で起きていることの理解です。でも、彼らが私のやっていることを理解するには、発想のコペルニクス的転回が必要なんです」

「そんな、大げさな」

「いいえ、こうして面と向かって話していますが、あなたと私はまるで別の世界にいるようですよ」

そのとき、丘の斜面を登って保育園児くらいの女の子と、赤ちゃんを抱っこしたお母さんがやってくるのが見えました。

「こんにちは。鶏さんと遊んでいいですか」

養鶏家がその家族を鶏舎内に招き入れると、女の子は慣れた様子で鶏の群れの中に入っていきました。

「危ないよ」と言おうとした保健所職員は、いままで他の養鶏場でも鶏を見ようとして入ってきた子どもに「危ないよ」と言って追い返していたことを思い出しました。危ないと思っていたのは鶏につつかれるかもしれないし、乾燥したフンに混ざっている雑菌が風に舞って子どもが吸い込むかもしれないし、それには消毒薬がかかっているし、何より養鶏場内には薬が撒かれているので入ってきてほしくないと思っていました。

でも、ここでは一切の薬品を使っていないことを聞いたので、自分がいままで見たこともないことがこれから起こるのだということにすぐ気がついて見守っていると、女の子は開けた場所の真ん中に座って持ってきたお弁当を広げ始めました。

「鶏さんにもあげるね」そう言って、女の子はおにぎりをバラして自分の周りに撒いていきました。群れが女の子を取り囲むようにしておにぎりをつつき始めました。それをあらかた食べ終えてしまうと、今度は鶏たちはいっせいに足で地面を引っかき回し始めました。養鶏場の床には一面に刈り取った草や落ち葉が敷き詰められて堆肥のようになって厚い層を形成していました。それを鶏たちがいっせいにかき回し始めたので、ぬか床をかき混ぜた時や酒蔵から匂ってくるような気持ちのいい発酵臭が立ち上ってきました。その匂いに包まれながら鶏たちはダンスをしているようでした。鳥は、求愛行動や仲間とのコミュニケーションによくダンスをしますが、鶏は食事のたびにこんな行動をするものだったのです。生命力の躍動している鶏たちのダンスに囲まれて、女の子は嬉しくて、「うふふふ」と笑ってしまっていました。彼女はこれが見たくてお弁当持参でよくやってくるのだそうです。

「つつかれないんですか?」念のためにと言って保健所職員が訊きました。

「鶏というのは穏やかな生き物です。他の動物でも人間でも同じですが、要求の満たされているものの振る舞いは穏やかなものです。凶暴な鶏がいたとしたら、それはよっぽど我慢させられているだけです」

「それでも鶏はフンをするわけだから病原菌はいると思うのですが、消毒もしないのですか？」

「ここの養鶏場の床を見てください。この養鶏場全体がぬか床のようなものなんです。それを鶏たちがひっきりなしに足でかき回してくれています。一つの細菌やウイルスが暴れ出すことがないのは、鶏たちがかき回すから多種多様な細菌が活性化してバランスが取れているからです。薬剤を一度使えばそれらが全部死んでしまいます。悪い菌を殺すことよりも大切なのは、生きている菌たちがバランスを取っていることです。それを整えるように少しだけ補助するのが養鶏家の仕事です」

「素晴らしい。ここの鶏たちが生き生きとしている理由がだんだんとわかってきました。あなたほどの技術をお持ちなら、こんなところで隠れたようにくすぶっていないで、もっと大規模に大々的にやれば収益ももっと上がるし、その技術を広めれば他の人たちにとっても有益だと思うのですが」

「私にはこの羽数が限界です。これ以上に増やせば目が行き届かなくなって、それは本末転倒です。それから、他の養鶏家にも技術公開はしていますが、大規模経営者が決まって口にするのは『これでどうやって利益を出すんだ？』ということです。『薬を撒けば済むものを、こんなに手間をかける理由がわからない』と言われると返事のしようがなくて困ってしまいます。本当は、薬を使わない理由を『卵は人の口に入るものだからだ』と正直に言ってしまいたいのですが、それを言うとケンカになると思うので『あんたが関心あるのは養鶏ではなくて金儲けだろ』と言うくらいにしています」

「なんだか、わかるような気もしますが、もったいないですね。そうだ、あなたのところの養鶏場の床材を拡大培養して、養鶏に最適な有益菌入り床材として売り出したらどうでしょう？」

「あなたは何もわかっていませんね。菌というものはよそから持ってきてもその場に合わないものは生き残りません。どの菌が残ってどういうバランスに落ち着くのかを決めてしまうのはその場を管理する人の心です。でも、今日はせっかく来てくれたのだから、あなたにひとつだけ大切なことを教えてあげましょう。あなたは彼らの養鶏場の鶏を感染症から救うために自分が必死で指導してきたと思っているようですが、本当はあの大規模養鶏場のほうがあなたを養っているんですよ」

「!?」


二種類の鶏のまったく違う生き方を目の当たりにしてしまってからの彼は、「なんだかわからなくなってしまった」と言って、仕事も手につかなくなってしまいました。

消毒薬は悪い菌を殺してくれるし、ワクチンはウイルス感染を防いでくれます。それは科学的根拠にもとづく方法であり、科学的に証明された事実です。自分がいままで指導してきたことのどこを探しても間違いと言えるものは見つかりません。それなのに、自分の指導した通りにやってきた大規模養鶏場の鶏が一羽として幸せそうでないのはなぜなのだろう。そして、なんにもしていないように見えるあの養鶏場の鶏たちやそこに集う人々の生き生きとして幸せそうな姿を思い出すと、今までと同じように、「まだ消毒薬が足りない。ワクチンをもっと行き渡らせなくては」という指導をすることはもうできなくなってしまっている自分に気がつきました。

保健所を退職した彼は、「何か自然の中に身を置くことを仕事にしたい」と言って生活を野に移しました。そして、少しの鶏を飼って自分が食べるだけの米と野菜を育てながら自然の中での生活をするうちに、「大規模養鶏場の鶏たちがケージの中で身動きのできないまま、消毒薬とワクチンに安全を求めて餌を食べて卵を産むのは、言うなれば獄中の平和だったな」と思うようになりました。今まで本で得た知識をもとに理解していたのとはまったく別の世界があることを彼は知ってしまったからでした。

彼が保健所を辞めてから二十年が経ったときにコロナ禍が始まりました。そして行政が推進するコロナウイルス感染対策を見て、「あのとき自分が大規模養鶏場に指導していたのと同じことを今度は日本中の人間にやっている」と思いました。感染を恐れて身の回りを消毒し、我が身にワクチンを打ち、他人との接触を恐れて狭い自室に閉じこもる様子が大規模養鶏場の鶏のように彼には思えてきました。

大規模養鶏場の鶏と、あの自然のままに飼われていた鶏を見比べて、どちらが鶏という生き物の本来の姿なのかを見誤る人はいないと思います。そして、自分が鶏だったらどちらの生き方をしたいかと問われて前者を選ぶ人もいないと思います。それなのに、コロナウイルスとなったらどうして人々はゾロゾロと列を作って大規模養鶏場の方へと向かってしまうのかが不思議だと思うようにまで彼は変わっていました。

「そっちに行っちゃダメだ!!」

ワクチンの接種会場で列を作っている人たちに向かってそう叫びたいと思いながら、彼は言葉を飲み込みました。話が通じないことがわかったからです。

「それを理解してもらうには、コペルニクス的転回が必要です」という、あの養鶏家の言葉がやっと理解できたと彼は思いました。

ある幼稚園でのコロナ対策がもたらしたもの

同じ地域に幼稚園と保育園がありました。二つの園の距離が近かったので周りの人たちからは、教育理念の違いというか、何を大切にして子育てをしているかがよく見て取れたようでした。保育園の子どもたちは、いつも裸足で泥だらけになって元気に遊んでいましたが、私立幼稚園の園児たちはきれいな制服を着て、女の子たちの髪は手入れも行き届き、いつも礼儀正しくきちんと挨拶してくれました。

好対照ではあるけれど、どちらが優れているとかいうものでもありません。若いお母さんたちは、我が子の幼児期をこのどちらの環境で過ごす方がいいのかと考えるかもしれません。どちらを選んでもいいけれど、どちらかが正しいのだと考えているのなら、それは偏りです。幼児期の子どもには、野山を駆け回るような、自然と一体になって遊ぶ経験も必要だし、人間らしい礼節を身につける準備も必要で大切なことです。

しかし、この二つは両方をいっぺんにすることはできません。身だしなみをきちんとすることが気持ちいいと思う心を育てることと、自然の中で裸で泥だらけになる安心感を守ってあげるのは別々にやってあげなければできないことです。だから、二つの園がそれぞれの特色を持っているのは当然のことで、子どもの心がどちらかだけに偏っていないかどうかは、一人ひとりを見ないとわかりません。毎日がきちんとしすぎている子なら週末にはハメを外させてあげればいいのです。それがバランスを取るということです。

例年、インフルエンザが流行る季節になっても、その保育園の子どもたちはいつもと同じように遊んでいました。「きちんと手を洗いましょう」と言われても、泥だらけになっていることが「とってもいいこと」と先生たちにいつも言われていたので、手を洗う意味がよくわかりませんでした。でも、ここが大切なところで、「バイキンは怖いもの」と思ってしまった子どもは自然の中での泥遊びができなくなってしまうことを先生たちは知っていました。目に見えないけれど身の回りにいつもあるものを敵視したり警戒しない心を育てることは衛生教育以前の基本です。だから、手を洗う理由が「いつもは泥だらけでもいいけれど、ご飯の前には手を洗おうね」くらいでいい時期でもあります。

その保育園の子どもたちに比べると、幼稚園の子どもたちはしっかりと手を洗うことができました。というより、泥だらけの子どもなんかいなくていつもみんなきれいでした。

幼稚園長は理知的でバランスの取れた女性でした。子どもたちにしっかりとした手洗いの習慣を身につけさせた上で、「洗いすぎには気をつけること。神経質になって除菌剤を使ったりする必要はありません。手を洗うときには普通の石けんを使えばだいじょうぶ」と言っていました。幼稚園長のそういった生活習慣教育は若いお母さんたちにも向けられていました。

「制服はいつもきれいな状態で着られるように注意していてください。遊んで破れたらすぐに繕ってあげてください。継ぎが当てられたものを着るのは恥ずかしいことではありません。でも、泥で汚れたものを放っておくのはいけません。これは制服以外でも同じです。特に下着は汗をたくさんかいたり食べこぼしで汚れたら放っておかないで着替えさせてください。清潔なことを気持ちいいと感じることが人間らしい心を育みます」

「女の子の髪はいつも手入れをおこたらず、長い髪の子は毎朝登園前に編み上げてあげてください。朝は忙しい時間ですが、だからこそ千羽鶴を折るときに祈りを込めるような気持ちで髪を編んであげてください」

あの保育園の自由でのびのびとした子どもたちと比べてみると窮屈そうに思えるこの幼稚園の幼児教育の理念は、話を聞いてみるとどれも愛情の裏付けのあるものでした。それは、何代にもわたって培われてきたもので、後世にも伝えられていくものだと思っていたのですが、今はコロナ禍で、それもすっかり変わってしまいました。

コロナ禍が始まっても、保育園の子どもたちは相変わらず元気に遊ぶことが日課で、世間の大人たちが何を心配しているのか知らない子もいるようでした。先生たちは「こんないい加減な感染対策で、本当に大丈夫かしら」と心配しながらも、「子ども自身が元気で過ごすことが何よりの感染対策」という基本理念は変わらなかったし、野山に出て元気に遊ぶこととウイルスを消毒して防御しようという感染対策は、どうやっても折り合いませんでした。そして、消毒よりも難しかったのはディスタンスです。子どもというものは、人間に限らず動物たちや魚や植物さえも幼少期は群れで過ごすことが自然です。離そうとしても、子どもたち同士は勝手にくっついてしまうものなのです。

「離れていたらいっしょに遊べないでしょ」と不思議そうに問いかける子どもの目を見ないで説得するのは正しい大人ではありません。それでも感染対策のことが気がかりなら、仲間たちから孤立してしまったときから免疫力を落としていく子どものことを想像してみるのがいいと思います。

かたや、あの幼稚園ではコロナ対策への移行はスムーズでした。園児たちは皆、手洗いの習慣がついていたので、アルコール消毒を始めることにも違和感はありませんでした。パーテーションやディスタンスといったこともテレビで見たのをすぐに真似て遊びとして取り入れてしまいました。小人数でやる遊びを選んだり発明したりして、大人たちよりもうまくコロナ生活に順応したように思えました。

そうやって、抜かりなく対策をしてきたはずなのに、2020年に初めて園児の中にコロナ感染者が出たのは、あの無防備の保育園ではなく幼稚園の方でした。それは本当にたまたまそうなっただけのことだったと思うのですが、保護者からは園の感染対策についての問い合わせが殺到しました。驚いてしまった園長先生は「あんなに感染対策をしていたのにまだ足りなかったんだわ」と考えて、すぐに職員たちを集めてこう話しました。

「大切な子どもたちをお預かりしておきながら、私たちは大変な失態を犯してしまいました。こんなことは、二度とあってはならないことです。これから徹底した感染対策をしていきましょう」と言いました。

それから、今までもやってきた感染対策のさらなる強化が始まりました。職員たちによって園内は一日三度のアルコール消毒がされ、子どもたちも朝、昼、夕と三度の検温がされるようになりました。しかし、ちょっと考えればわかることですが、検温の回数をいくら増やしても健康レベルは上がったりしません。アルコール消毒も過度にやれば子どもの免疫力を落とすだけです。しかし、「これだけやっていれば大丈夫なはず」という気持ちにはなれました。

家族が送迎で訪れても園内への立ち入りは禁止され、パーテーションとディスタンスも徹底されました。先生たちの目が子どもを監視するようなものに変わってしまったので遊びは楽しくなく、悲壮感の中での食事は味気ないものになっていきました。


必死にやっていたのに、しばらくするとまた園児の中に感染者が出てしまいました。園長先生は気も狂わんばかりになって「もう、今までと同じことをしていたのではダメだわ」と、独自の感染対策を始めました。今までの対策は園児同士の感染ばかりが対象でしたが、それでは後追いにしかならないと思って、先手を打つために園児の家族に目を向けることにしました。両親の職業やワクチンを打っているかどうか、高齢者や持病がある家族はいないかなどを調べて行くと、感染リスクの高い子と低い子がいることがわかってきました。

この作業は、予想以上に大きな変化をもたらしました。今まではウイルスという目に見えないものを相手にしなければならなかったので何をすればいいのか今ひとつピンと来なかったのですが、「リスクの高い子との接触に気をつければいい」という方法はとてもわかりやすくて具体的でした。今までは、どうすればいいのかわからなくてウイルスと戦う気持ちばかりが空回りしていたのに、突然、攻撃対象が目の前に現れたようなものでした。それまで膠着《こうちゃく》状態だったウイルス対策が具体的な行動に変わっていきました。

そして、初めは「リスクの高い子との接触は気をつけよう」と言っていたのですが、リスク度で子どもを見るようになると「全体を守るためには条件に合わない子を排除するのは仕方ないこと」と思うようになっていくのに、そう時間はかかりませんでした。

園長先生の始めたこの対策を子どもたちはすぐに理解しました。そして、初めは友達の両親の職業における感染リスクはどれくらいかを無邪気に話していたのですが、そのうち「○○ちゃんは感染リスク高そうだからいっしょに遊ばないほうがいいかもー」に変わっていきました。子どもは無邪気で残酷です。自分たちで勝手に感染リスクの数値で友達をグループ分けして自然にカースト制度を作り上げてしまいました。感染リスクの高い子は、安全な子と遊べなくなりました。

感染リスクの最も高い子のグループを、どこで聞いてきたのか「不可触賤民《せんみん》」と言った子がいました。それを聞いて、「私たちのしていることは間違っているのではないでしょうか」と言った先生がいました。先生たちの間でも「これは差別ではないのか」と意見は二つに割かれていました。それを聞いた園長先生は、「今はもう非常事態ですから、そんな綺麗事を言っている場合ではありません。私は子どもたちを守るためにやっているのです。こんなときに職員の間で意見が分かれていては感染リスクが高まる隙ができてしまうだけです。だから、疑問のある方は園を去ってください。代わりはいますから」

先生たちが意見を言いはじめたときから園長先生の態度は強硬になりました。職員の半分はいたはずの反対派の多くは職を失わないために口をつぐみ、少数が去っていきました。園を去った先生のなかには、親の介護をしていることが理由の人たちがいました。病院や介護施設に頻繁に出入りしているのは感染リスクが高いのに、それを続けなければならないのなら子どもを預かる職員として不適格であるという理由でした。

こうして園長先生の独裁体制は、「コロナ禍が終わるまでの辛抱よ」を合言葉にしばらく続いていたのですが、起こるべくして起こった出来事によってあっけなく終わりました。幼稚園の経営者である理事長夫婦がコロナに感染したのです。今まで幼稚園を守るために感染者だけではなく、感染しそうな人まで排除して安全を確保してきたのですが、理事長を排除してしまったら幼稚園はなくなってしまいます。園長先生は完全に行き詰まったわけですが、打開策を講じる間もなく決定的な次のことが起きます。園長先生の夫がコロナに感染したのでした。

濃厚接触者という感染リスク最高位者になってしまった園長先生は、もう幼稚園にいることはできなくなりました。自分が今まで「子どもを見る資格はない」と言っていた人たちのグループに自分自身が入れられてしまうことは想像したこともありませんでした。だって、自分はずっと子どもたちを守るためにすべてを捧げてきたのですから。しかし、最善の策のはずだった自分の言ってきたやり方に従うなら、幼稚園の中だけでなく社会的にも自分の居場所はもはやありませんでした。

幼稚園を去った園長先生が、自宅で「自分も感染してしまうのだろうか」と心配しながら過ごしていると、頭の中に浮かんでくるのは自分が辞めさせた人たちのことでした。どの人も自分の家族の心配をしていただけだったと思えたのは自分も同じ立場になったからでした。

でも最後までわからなかったのは、「私はワクチンを打ちません」と言い張るので自主退職させた女性の言葉でした。

「あなたは差別主義者です。あなたのやっていることはヒトラーと同じなんですよ。そのことがどうしてわからないのですか」

私は子どもたちを守るためにやっているのに、あの殺戮《さつりく》者と同じだと言うなんて。でも、こんなときにワクチンを打たない人なんて気が狂っているに違いないから考える気にもならなかったけど、今は少しわかる。差別というのは差別される側にならないとわからなかったということが。

コロナ禍が始まってから一年の間、園長先生はウイルスと戦ってきたはずだったのに、ウイルスのことは少しもわからなくて、後に残されたものは差別問題だけでした。この園長のやり方は間違っていたのでしょうか。少々度が過ぎてはいたけれど、世間の常識通りの対策を手落ちがないようにやっただけのような気もします。

ところで、あの無防備な保育園はどうだったのでしょうか。実は、幼稚園で感染者が出た頃、保育園にも感染者はいました。ただ、あの幼稚園のようには誰もあまり騒がなかったので目立たなかったのかもしれません。

「感染くらいするんじゃないですか。何にも防御してないんだから」

これが感染者が出ている時の、保育園の先生たちや保護者、そして近所の人たちの共通した反応でした。

しかし、「何も防御しない」からといって、「何もしていない」のではありませんでした。保育園の先生たちが心を砕いていたのは、子どもたちを不安にさせないということでした。子どもたちにコロナのことを訊かれても不安を残さないように会話には気を配り、日常的に流れてくるニュースは有害と判断して遮断しました。これが先生たちと保護者の間で決めた園の方針でした。

子どもが感染したらどう対応するかについてはガイドラインが必要でした。それは、コロナウイルスが本当に凶暴で保育園の先生たちの手に負えないものなのかどうかを見極めるまでは、いくら考えてもわからないことでした。しかし、最初の感染者が出た時に先生たちがとった対応はインフルエンザの子に対してしてきたことと変わらなかったのですが、それで何の問題もありませんでした。それ以降、「熱が出たら検査して、陽性だったらお休み、元気になったらまた来てね」というガイドラインで落ち着きましたが、それはインフルエンザのときとまったく同じものでした。先生たちがコロナをインフルエンザと同じように扱っているので、子どもたちも「そんなものなのか」と思っていました。コロナに感染した子が久しぶりに登園してきても何事もなかったかのようにすぐに一緒に遊ぶことができたし、数日もすれば誰が感染したかなんて忘れてしまっていました。

保育園の先生たちのこうした余裕のある対応を導いていたのは、かかりつけの小児科の先生でした。その医師は、「風邪やインフルエンザは病気ではない」とか「子どもの病気に薬は必要ない」などといつも言っていて、保育園の先生や保護者たちにも子どもの手当法を指導していたので、その保育園には卒園するまで一度も薬を飲んだことも注射を打ったこともない子が当たり前にいました。そして、それはコロナ禍が起こってからも変わりませんでした。

一方、幼稚園の方でも先生たちの心理を誘導していたのは、そこのかかりつけの医師の言葉でした。「もしものことがあったら」「万一に備えて」という言葉が多用されるようになり、「コロナに結びついてはいけないから」と軽い症状も見過ごさずに投薬治療がされました。先生たちに一日三度の園内のアルコール消毒を提言したのもこの医師でした。

結果的には一年間でコロナに感染した児童の数は、幼稚園と保育園でほぼ同じでした。徹底的に感染対策をした幼稚園と、無視しているのかと思えるほど無防備だった保育園の感染者数が変わらなかったことは、どちらの先生たちにとっても意外なことでした。幼稚園の先生たちが、「これだけ感染対策をしたのだから感染者は少ないはず」と思っていたのは当然としても、保育園の先生たちも、「無防備だけど、免疫力が高いはずのうちの子どもたちの方が感染しにくいのではないかな」と思いはじめていたからです。しかし、双方の先生たちの思いや期待に応えることもなく、コロナウイルスはかかる子にはかかり、かからない子にはかからないのでした。

だから、こうした感染対策をしてきた結果の意味を、感染した子どもの人数で測ることはできません。感染した子どもの人数は同じでも、その対応の違いで二つの園の子どもたちの心と身体と生活は、真逆と言えるほど違ったものになってしまったからです。

あの幼稚園の園長先生がしたことが失敗ならば、彼女の犯したいちばん大きな罪は、子どもたちに、友達を疑ったり調べたり怖がったりする心を植え付けてしまったことではないでしょうか。そして、それを招いてしまった判断のミスとは、目の前で起きようとしていることを自分の目で確かめる前に、「コロナウイルスは今までの常識や自然界の摂理や法則が通用しないほど凶暴だ」という噂を信じてしまって、今まで培ってきた歴史ある名門幼稚園のよりどころとしていた経験と理念をバッサリと切り捨ててしまったことかもしれません。

あの保育園がうまくいっているのは、先生たちがコロナに対応して新しいことを生み出したからではありません。今までやってきた「自然と一体となった身体と、何ものも怖《おそ》れない心」を守り、「元気に遊んでいる子は大丈夫なはず」という、これまで信じてきたことを貫き通して乗り越える時期だと認識していただけです。

何代も続いている名門幼稚園なら、子どもの健やかさを守るための知恵の蓄積は膨大だったはずです。そこには、百年前のスペイン風邪のパンデミックを乗り越えたときの経験さえも含まれていたのかもしれません。それを園長先生の独断で簡単に放擲《ほうてき》してしまったのは、やはり、少し早計だったのかもしれません。

「除菌剤は使わなくても、普通の石けんでだいじょうぶ」

「注意はするべきだけど、心配しすぎるのはダメよ」

園長先生がいつも言っていたこれらの言葉は、そのまま言い続けていたらコロナ禍の中でもそのまま通用し、そこから本当の意味を見つけ出していったのかもしれません。

「女の子の長い髪は毎朝ていねいに編み上げてください。こんなときだからこそ、祈るような気持ちで」


誰かに心を寄せて触られている子と、怖がられて誰にも触ってもらえなくなった子に、その先でどういう違いが起きてくるかを感染対策を考えるときに忘れないようにしたいものです。

自分を守ってくれたもの

ある小学校で一人の生徒に陽性反応が出ました。昨日までみんなで一緒に遊んでいたわけですからクラスメイト全員が濃厚接触者として検査を受けることになりました。他に感染者は出ませんでしたが、そこで先生がみんなになんと言うのかが興味のあるところです。「みんなはしっかり手洗いや消毒をしていたから感染しなかった。あの子にはそれが不十分だったのかもしれない」と言うのでしょうか。感染予防対策と言って手洗いや消毒を勧めてきたのなら、そういうことになってしまいます。

しかし、ここはよく考えておきたいところです。こういう時局にあっては、先生たちが子どもたちの心を導く言葉はとても重要です。それが単なる感染対策の情報にとどまるものならば、先生が話す意味はありません。「これを守っていれば感染リスクは減らせます」というような感染対策の情報だけなら、子どもたちの方がスマホを使って上手に引き出してしまう時代がもう来ているからです。

クラスでコロナ陽性者が出たときに、クラスメイトたちは「どうして、あの子だけがかかって自分たちはかからなかったんだろう」と考えました。「感染してしまったあの子の方が自分よりも手洗いなどの感染対策に熱心だったのに」と感じていた子もいたようです。

ある生徒が、「何かが自分を守ってくれていた」と言いました。何かとはなんでしょう。神様でしょうか。キリスト教徒だったらそう思うかもしれません。でも、仏教だったら仏様は守ってくれないように思います。「かかるべきはかかり、かからないものはかからない。その違いを観よ」とブッダは言うのではないでしょうか、たぶん。

そう思うと整体の姿勢は仏教的かもしれません。西洋医学ではインフルエンザになったら検査をしてウイルスを特定しますが、東洋では風邪をひいたら自分にひく必要があったからと考えて自分の身体の様子を顧みたものでした。それは、原因を自分の外に探すか、自分の中に探すかということです。

この生徒が言いたかった、自分の中にあって自分を守ってくれている「何か」とは、たぶん免疫力のことです。免疫力は、たいてい「自分を害する侵入者と戦う力」を指しています。でも本当は免疫力を発動しなくても人は生きています。何かと戦って勝ったから生き残っているのではなく、何もしなくても生きています。大気と大地と森の間で光が注ぎ風が吹き水が巡ることがすべての生命の源です。そこには恐怖や不安はありません。

そして、人も自然の一部だからあくせくせずとも楽々悠々と生きているのが真の姿だとキリストは言っています。楽々悠々と生きられる身体を導く自分の心のあり方を整体では「天心」と呼んでいますが、天心について最も多く語っていたのはキリストかもしれません。「野山を飛び回っている鳥たちの中に明日の食べ物の心配をしているものはいない」とキリストは言っています。人間だけが明日のご飯の心配をしています。「食料の買い置きがあるから大丈夫」と思うのも心配のうちです。

一万年前に農耕が始まったときから人間は食料の備蓄ができるようになりました。それは毎日の食料探しの苦労から解放してくれたのですが、備蓄ができるようになって初めて人間は「食料がなくなったらどうしよう」と思う心を知ることになりました。備蓄を経験する前は、食料がなくなったときのことなど考えなかったはずなのです。

楽々悠々と生きることとは、すべての備えが整った時ではなく、何の備えがなくとも生きていることに気がついたときなのです。

天心が導く、免疫力さえ必要としない身体のあり方というものをいつも考えてしまいます。本当の免疫力とは、自分で生きる力でもありますが、同時に自分の周りを取り巻く自然界からの力で生かされている姿でもあります。それは風通しが良く、水はけの良い透明な身体です。自らの身体の中に、自然環境の中で命が巡っている様子が再現された状態です。それを僕たちは気の通った身体と呼んでいます。それは、何かから逃れたり自分を守ろうというような萎縮した心や、何かと戦って生き残ろうとする心では実現しない身体です。

自分がウイルスに感染しないようにと人を疑ったり区別したり他人の触れたものを遠ざ

けたりすることは、感染対策として科学的には正しいのかもしれませんが、人間の心としては最悪です。浅ましい心は息の浅い身体を作って自然界の力と隔絶してしまいます。自然界から孤立すると周りのものが皆、敵に思えてくるものです。

そして、「自分の身体の免疫力を高めよう」と思う気持ちも、すでに何かと戦ってしまっています。自然治癒力というものは努力したり戦って獲得するものではありません。身体の余計な力が抜けて警戒する心がないときに自然界の方から勝手に入り込んでくるものです。身体の中に勝手に入り込んでくるものを、「自然治癒力はいいけれど、ウイルスはダメ」などと区別することはできません。

ウイルスは目に見えないし、その存在を知覚することはほぼ不可能ですが、生活の中で何に気をつけてどんな過ごし方をしていれば大丈夫なのかを子どもたちはこれから見つけ出していくのだと思います。それは「ウイルスに感染しないようにしよう」という萎縮した逃げる心ではないはずです。「こうやっていれば大丈夫」というような過ごし方を正しい生活と呼ぶのなら、それを導いてくれるのは自発的に考えることができる自由な心であるはずなのです。

しかし、自由な心というものは、世間の中ではすぐに限界の壁にぶち当たるものです。その壁を自由な心で突破した瞬間を「気づき」と呼ぶのだと思いますが、壁が破れずに諦めてしまう子もいます。それが心の自由を失う瞬間です。だから、先生や大人たちからの、「この方向でいいんだよ」というアドバイスが必要なときでもあります。

他人の、特に子どもたちの自由な心を守ってあげられる社会システムを民主主義というはずだと僕は思います。

第5章

ワクチンの是非について議論する前に考えてみたいこと

話し合いができていない

「予防接種をどう考えていけばいいのでしょう」これは、コロナワクチンの始まるずっと前から常にある悩みです。特に初めて子どもが生まれる若いお父さんとお母さんは悩みが尽きません。

自分の子どもを育てていく中で予防接種をしない選択をすると育児放棄というレッテルを貼られて保育園にも入れてもらえないことがあります。確かに育児に関心のない親は予防接種をしないかもしれませんが、ていねいに子育てをしようと思えばこそ予防接種に対する不安があるものです。だから「予防接種をどうしたらいいか」という相談をしてくる親は関心が高い人たちなのです。

しかし、ワクチンのことを調べてもなかなか答えは得られません。ワクチンをどうすればいいのかという答えは一人ひとり違っていて、すべては状況判断です。それに、ものには合う合わないがありますから、同じ年齢の子ども全員に同じ注射をすれば、そのことで何かの病気から救われる子と、なんの影響もなかった子と、一時的に調子を崩す子と、一生を棒に振るようなダメージを受けてしまう子もたまにいます。そういうものです。

人間が受ける影響にこういった多様性があることこそ、人間の身体が自然であるという証しです。そのことを無視して「どちらが正しいのかはっきりさせよう」と、すべての人に通用する方法を探そうとすれば人類全体が人工的な方向に向かっていってしまいます。だから、本人の身体の個人的な条件を考慮に入れずに一律に「どちらを選ぶのが正しい」という答えはあるはずがないのです。

答えはないはずなのですが、現実には予防接種を「する派」と「しない派」が存在します。二極化した議論は昔から続いていて、それがそのままコロナウイルスワクチンの接種にも引き継がれています。

「する派」も「しない派」も、はっきりとした意見を持っている人ほど、その考えを形成するまでに悲しい経験などをしてそれぞれの主張をしています。予防接種をしなかったために誰かの命を救えなかったと後悔している人たちが存在しているのと同じように、予防接種をしたために大切な人を死なせてしまったと後悔している人たちも存在しているということです。

そして、そのどちらもが偏見です。両方の可能性があったのに、どちらかを経験したためにそちらが正しいと主張しているだけだからです。予防接種をどうするべきかという問いには唯一絶対の正解はありません。「する派」はワクチンの効用の部分に目が行き、「しない派」はワクチンの毒性の部分に目が行っているだけです。その自分の偏見に気がつかないと議論にならないのです。

そう言うのは、僕自身が偏見の塊だからです。それに気がついたのは地元の公民館で「子猫差し上げます」という張り紙を見たときです。そこには「予防接種をきちんとしてくれる人に限る」という但し書きが添えられていました。それを書いた人は過去に何かの病気で飼っていた猫を死なせてしまった経験があったのかもしれません。しかし、その張り紙を一眼見た僕は、予防接種のことをきちんとする人というのは予防接種をしない人だと思っていたので「予防接種をしないで育ててくれる人に限る」と読んでしまいました。ひどい偏見です。薬で管理されすぎて猫が猫でなくなってしまうように思っていたからです。

コロナウイルスのワクチン接種が始まったときにも同じような間違いがありました。「ワクチンパスポート」という言葉を初めて耳にしたときに僕の頭にまず浮かんだことは、第二次世界大戦中にドイツの強制収容所に送られるはずのユダヤの子どもたちに偽の証明書を書いて国外に逃がした人たちのことでした。同じような方法で、ワクチンを打ちたくないのに何らかの理由でワクチンを打たなければならない人たちに、その人が打たないで済むような策を講じてくれる医師が現れ出したのかと思ってしまったのですが、それはまったくの勘違いだったわけです。

このようなことを思ってしまうのは、もちろん僕がワクチンでひどい影響を受けてしまった人を多く見てしまっていることから起こる偏見です。しかし、同じような経験をしている医師はたくさんいて、僕たちは自分たちの偏見を認めながらもこのことについて別の立場の人と話し合いたいと思っているのですが、それができないのです。

民主主義の社会に生きているはずの私たちは、問題の解明に向けて話し合うということができません。自分とは違う経験をしてしまっている人のことが耳に入ってこないのは、自分の意見を押し通して議論に勝つことが目的になってしまっているからです。そして伝家の宝刀のようにエビデンスを持ち出して相手をねじ伏せることばかりするので二極化するしかないのです。本当は身の回りの人たちに起きていることを素直に見てみればいいだけです。

私たちの話し合いの下手さは国会での政治家の討論を見るとよくわかります。はじめから相手の話には耳をふさいで自分の意見を押し通そうとすることの応酬です。こんなやり取りはテレビで見ていても気が滅入るだけだし初めから議席数の多寡で結果がわかっているから誰も興味を持ちません。これがもし、対立政党の誰かの話に真摯に耳を傾けて「本当にその通りだと思う」と言ってしまう議員が現れたら国民は政治に興味を持ち始めるし、物事はスムーズに明らかになっていくのではないでしょうか。しかし、そんな議員は現れないし、ワクチン被害の問題もエビデンスに封じ込められて、起きていることが話し合われることはありません。

問題は偏見や思い込みだけではなく、素直な気持ちで話し合うことができないことです。一人ひとりが、目の前で起きていることをありのままに見ることができて、そのことを素直な気持ちで話し合うという当たり前のことができれば問題は解決していくはずです。正しい民主主義は本当は科学の進歩と相性がいいはずだからです。

大切なことは自分の感覚でわかること

夫はワクチンの接種を希望し、妻は打ちたくないと言っている若い夫婦がいました。夫が最初のワクチン接種をしてきた日から子どもの体調が変わって発熱しました。妻は、夫の身体から排出されたワクチン成分を子どもが吸い込んだ影響で起きたことだと思ったのですが、夫は「そんなことがあるはずないだろう」と取り合ってもくれません。どちらが正しいのでしょうか。

これは、タバコの受動喫煙と同じ話です。誰もが「隣の人が吸ったタバコで健康被害が起こるはずはないだろう」と信じていた時代に何を言っても変わり者扱いされただけですが、受動喫煙の害が法廷で認められた途端に公共の場では禁煙が当たり前になっていきました。タバコのパッケージに「健康被害の恐れがあります」と印刷される前からタバコの害を感じている人たちはいたわけですが、タバコの害を我が身で感じることのできなかった人たちには、人類にタバコの害が始まったのは法廷で認められた日からなのです。

だから、ワクチンの被害についても（それが受動的でも、直接的でも）、感じることのできる人は、「なんで、わからないの」と言っていて、感じられない人は「公的にはそんなことは認められていない」と言っているのですから、それは議論になっていないのです。

そもそもの、立っている土俵が違うことがワクチン問題を二分化させてしまっています。せっかく夫婦でわかり合うために話し合うのだったら、自己主張ではなく、自分にはないのに相手の中にある感受性をわかろうとしながら話し合うしかないのではないでしょうか。

整体操法の現場では、二日酔いの人の身体を調整していると体中から酒臭い息が吐き出されてきて（身体に吸収されてしまった毒素の解毒法は皮膚からの蒸散を促すことです）、こちらが気持ち悪くなってしまうことがあります。同じように、ワクチン接種をしたばかりの人の身体を調整しても化学物質の匂いが立ち上ってきます。これは、なかなかこちらの身体にはきついものです。ワクチン接種が始まったばかりの頃に一日に10人ものワクチンを吐かせたときは、こちらの身体も具合が悪くなってしまったし、妻の州子は発熱してしまったほどでした。僕は、コロナ陽性者に素手で触るときにも必要と思ったことのないマスクを、ワクチンを吐かせるときにはするべきではないかと本気で思っていました。外国では、こうした受動的被害を防ぐためにワクチンを接種した子を登校させないという措置をした学校まであるそうですが、その気持ちはよくわかります。

ワクチンの影響を感じる人と感じられない人が、どうしたらわかり合えるのだろうかということを考えているときに、医師から聞いたこんな話があります。

東日本大震災による福島原発事故の後、関東圏でも放射能の影響による健康被害を訴える人が相次ぎました。その中には、不安による勘違いの人、不安が原因で体調不良を起こしてしまっている人、そして、本当になんらかの理由で放射能の影響を受けて体調を崩している人がいることも考えられます。しかし、政府はすでに「その地域での放射能の影響はない」と断言しています。それでも地形や気流の関係で、その人の住むところの放射能濃度が高かったかもしれないし、他の人は大丈夫でも、その人は特に放射能に過敏に反応してしまう身体なのかもしれません。そのことを突き止めようとしていた医師に対して別の医師がこう言いました。

「放射能の影響はもうないはずだと政府が公式に言ったのだから、影響はもう、ないのです。私たちは国から与えられた国家資格によって医師をやっているのだから、国のアナウンスを疑うのであれば、あなたに医師をする資格はないのです」

なるほど。「これは絶対に正しい」というものを信じたときに人はものが見えなくなるようです。自分がワクチンを打った人の具合が悪くなるのを見て「もうワクチンを打てなくなってしまった」と言う医師と、「ワクチンで異常の出た人などまだいない」と言う医師がいる理由がわかったような気がします。

「目の前で起きていることをありのままに見る」ということが、いちばん簡単で、いちばん難しいことなのかもしれません。それは、先入観のない、まっさらな心でものを見ることです。エビデンスを集めて積み重ねていった先に真理があると思っていたのでは持てない心の状態です。

ワクチンで何が起こるのかはわからない

保育士をしていた少し年配の女性がコロナのワクチンを打ってから整体操法を受けにきました。その女性はコロナ禍以前から保育園の子どもたちを見ていて、予防接種をいろいろやった子より何もやらなかった子の方が風邪をひいてもしっかり熱が出せて経過がいいことを感じている人でした。それなのにコロナのワクチンに関しては話は別だと思ったのか、よくよく考えたのだとは思いますが接種をすることを選んだようでした。そして接種から数日経っても熱も出ないし、心配していた副反応の症状は何も起こらなかったと思っているようでした。

しかし、僕がその女性の身体を触ってみると「頭がなんだか変だな」と感じてしまいました。変といっても病院で検査しても何も異常は見つけられない程度の変さです。僕たちは「気の通りが悪い」という言い方になってしまいますが、頭に何かがこもって抜けなくなって息が通らない状態ということです。頭は呼吸をしています。頭蓋骨は開いたり閉じたりしているし、頭皮だって盛大に息を吐いています。それが止まってしまっているのです。本人も異常は感じていないようなのですが、話していても何かがおかしくなっているし、これがワクチンの影響なのかなと思いました。

その後も、その女性の頭の変な感じは抜けることがなく、だんだん、操法を受けに来ることができなくなってしまいました。約束の日がわからなくなってしまったり、電話で話しても会話の意味がなかなか通じなくなっていきました。それから数ヶ月も経って、その女性の頭がおかしくなったという噂がひと伝てに伝わって来るようになった頃、その女性の娘さんから連絡がありました。「最近、母の頭が突然おかしくなってしまって家族の手には負えないから施設に入れることにしました。母は整体に行きたいと言っているのですが、頭が狂ってしまって、もうそんな段階ではないと思います」という話でした。僕は、「お母さんの行動や言葉は最近突然おかしくなったように思えるかもしれないけれど、何かが始まったのはワクチンの後からだとは思いませんか？」と訊くと、自分が看護師でもあるその娘さんは、「ワクチンが脳をおかしくするなんて、そんな関連は医学的に証明できないと思う」と言いました。それは医療者としては正しい見解なのかもしれませんが、「目の前の家族の身に起きていることが何も見えていなかったのだな」と思いました。人を人として見ていれば様子が変われればわかります。しかし、何かが起きたら対処するという生き方をしていると、症状ばかりを見るようになって人に起きていることが見えなくなってしまうのです。

それから施設に入ったその女性から、こちらにメールが届くようになりました。頭の狂った人からのメールです。

「ああああああああああああ」とだけ書かれたメールが数日おきに来るようになりました。何を訴えたいのかは十分伝わってきましたが、そのメールも数ヶ月で途絶えてしまいました。あの看護師の娘さんからは何の連絡も来ませんでしたが、人の噂で亡くなったことを知りました。


ワクチンを打っても何も起こらない人はたくさんいます。身体になんの痕跡も残さずキレイにワクチンの抜けてしまっている人たちはラッキーです。でも、頭にワクチンがこもってしまう人たちがいます。それは頭に手で触ってみればわかることです。本人たちは、「頭が少しボーッとするけど、副反応のようなものは何も起こらなかった」と思っています。それは、まだ何も起きていないだけかもしれません。

頭にワクチンが行ってしまって抜けなくなった人たちにその後で起きることはさまざまです。脳梗塞を起こして半身不随になった人もいるし、目が見えなくなってきた人もいます。顔がむくんでしまったり蓄膿症のように頭にモヤがかかったようになってしまう人もいます。そして、これらの症状が起きて苦しんでいるのにワクチンの影響でそうなったことがわからない人が多いのです。確かにあの看護師の娘さんの言うようにワクチンとの関連は証明できません。でも、ワクチンと関連がないことも証明できていないのです。

僕は、「コロナワクチンは危険だから打たないほうがいいですよ」といったようなことをやたらに言わないように気をつけています。それは、国家が推奨していることに異を唱えているわけですから、よっぽどの確証がないと言えないということですが、それよりも自分が感じていることを人にわかるように実証してみせることができないし説明することもできないからです。

「それでは、根拠も確証もないのではないか」と言われたら、それは違います。ワクチンの影響を受けてしまった人は手で触れればそうとわかるからです。

医学的に推奨されて公的に行われているワクチン接種というものについての疑問ですから科学のルールではあくまで私的な意見です。しかし、「人にこんなことをしてはいけない」ということははっきりとわかります。

僕が整体道場で観てきた人たちの現状を正直に話せば、ワクチンを打っても何も影響を受けなかった人はたくさんいます。そしてワクチンを打ったことで深刻な被害を受けてしまった人たちもいます。影響を受けても深刻ではない人には「打たなきゃよかったのに」と笑って言いながら排泄できるように身体を整えるだけですが、深刻なダメージを受けてしまっている人には「ワクチンのせいでこうなってしまったんだよ」とは言っていません。そして、亡くなってしまった人たちの中には、もっと強く「打ってはいけない」と言ってあげるべきだったのではないかと思ってしまう人もいます。

「ワクチンは任意のものですから誰かに強要されるものではありません」とか「よく考えて自分で判断しましょう」といった意見も聞かれます。でも、僕は自分の目で見て人の身体に手で触れてみた経験からは、いくら「ワクチンは危ない」とは言わないようにしようと思っていても、相談してくれた人たちには「絶対に打たないほうがいいです」としか言うことができません。

頭にこもってしまったワクチンの抜き方

花粉症のひどい人なら、くしゃみや鼻水や目のかゆみなどの症状の他に、頭の中に何かがこもって抜けなくなっていることがわかるはずです。くしゃみなどの表面で起きている過敏症状はただの虚像であり、頭の中に溜まってしまったものが本命です。花粉症の人の頭にこもっているのは冬に溜まった毒素ですから桜が咲く頃になれば出て行ってしまいます。しかし、頭にこもった化学物質はなかなか排泄できないのです。ずっと以前から化学物質が身体に蓄積したことを診断するには毛髪を使って検査するものでした。毒素は頭に溜まることがわかっているからです。

化学物質過敏症という、激しい過敏症状を起こすアレルギー反応があります。化学物質過敏症の人が新築のモデルルームに見学に行くと建築用の合板に使われている接着剤や内装の塗料から揮発されるホルムアルデヒド成分で、くしゃみ、鼻水、なみだ目といった花粉症のようなアレルギー症状が起きます。近年の建材はずいぶん改善されていますが、ひと昔前はせっかく新築の家を建てたのにアレルギーが起きてしまって中に住めないといった話がよくありました。そういう場合にどうするかというと、密閉した状態で暖房をガンガンにかけて室内温度を上げて建材の中に含まれている化学物質を揮発させて抜くという方法をとるのです。

どうしてこんな話を思い出しているかというと、頭の中にこもって抜けないワクチンをどうやって抜けばいいのかと考えているからです。だからワクチンを接種後に調子が悪いことを感じているなら、頭に熱を入れることです。蒸しタオルがいいのですが、タオルが冷めたら熱くすることを繰り返しながら頭の中に熱を入れていくのです。頭に入れた熱はすぐに外に出ていってしまいますが、蒸気が出ていくときに頭にこもっている毒素を一緒に出してくれるのです。これは花粉症がひどいときの手当法でもあります。

しかし、花粉症ならこれで頭の中にこもっているものが出ていってくれますが、ワクチンは化学物質なので、しつこくこびりついてなかなか出ていってはくれません。ワクチンがこもってしまった人の頭に手を当ててじっと耳を澄ませるようにして頭の中の様子を感じていると、ほのかに感じられてくる化学物質の匂いとともに僕の脳裏に浮かんできたのは、ワクチン接種が始まった年の前年に起きたモーリシャスでのタンカー座礁事故のことでした。珊瑚礁の広がる美しい海岸に石油が漂着している景色の中に身を置けば誰でも胸が締め付けられるような感覚に襲われます。ワクチンを打った人の頭に手を当てて中を覗き込むようにしても同じような感覚が起きます。あれから二年がたってモーリシャスの海岸は以前の美しい姿を取り戻したように見えます。でもそれは、海岸という場所が、波が寄せては引くというこの上なく強力な自浄作用を持っている場所だったからです。

ワクチンがこもってしまった人の頭には自浄作用がありません。頭蓋骨が開いたり閉まったりすることで頭皮が呼吸をすることが波と同じ自浄作用なのですが、ワクチンがこもった人はこの働きが止まってしまっています。その働きを取り戻すために蒸しタオルで頭に熱を入れて、その熱が出ていくことで頭が緊張と収縮という呼吸を取り戻すのです。

しかし、ワクチンを打つほどコロナウイルスの感染を恐れてしまっている人たちは、発熱することを警戒しすぎるという勘違いが起きてしまっています。そのため、身体が冷えて硬直する傾向にあって緩急や弾力の幅が狭くなって呼吸が浅く、汗がかけなくなって排泄能力が落ちているのです。その間違いに気がつかなければなりません。

僕がワクチンに懐疑的なのは、世間のワクチン懐疑派の人たちが言っているような、mRNAだからとかワクチンの毒性についてが主な理由ではありません。ワクチンを打って感染しないように、熱を出さないようにとやって、コロナウイルスを敵と見て防御してばかりいると心は萎縮し、身体は開閉運動と呼吸という自浄の排泄作用を失っていくからです。排泄能力を失った身体にとってワクチンという化学物質は重すぎるので頭にこもるのです。

人間は、汗がかけるという能力があるために海のように浄化能力の高い生き物です。人の身体は本来、毒素に強いのです。しかし、その能力は、ワクチンを使っても解熱剤を使っても氷で冷やしてもなくなってしまいます。

ワクチンを打ってしまってからその間違いに気づいた人が、自分の身体からワクチンを浄化しようと思ったのなら、その方法は余計なことは何もしないことです。身体に起きることを止めないということです。人が生きていくには本来の浄化能力だけで十分だからです。

春に花粉症が起こる人は止めないことです。花粉症はワクチンのこもった頭を開いてくれます。顔と頭を蒸しタオルで温めてあげると花粉症がもっと出てきて頭を開いてくれます。

夏に熱中症になりそうなほど身体が閉じている人は、クーラーで体温を下げずに、汗をかいて暑さが平気になるまで暑さに慣れることです。猛暑の日は、木陰に身を置いて風に吹かれながら涼しさと暑さを交互に感じるだけでも毛穴が開いて身体は浄化されます。

そしてワクチンを抜いて体質を改善する最上の方法は、風邪をひいて熱を出すことです。インフルエンザはきつい症状が出て発熱温度も高いですから、ただの風邪よりもっと頭がゆるみます。

それなら頭にこもったワクチンを最も強力に浄化してくれるのは、コロナに感染して発熱することかもしれません。現在、人が最も高い熱が出せる機会はコロナ感染です。コロナのワクチンを打ったのにコロナに感染する人が多いのは、ワクチンを打ったことで自浄能力を失いかけている人体の方に、熱を出して弾力を取り戻す必要性があるからです。

とすると、人類をワクチン禍から救ってくれるのもコロナウイルスであるということになりそうです。

自然な身体を知っているのか

「ワクチン接種をどう考えていますか」と、事あるごとに人に訊いて回っているのですが、なかなかこれといった回答に巡り合うことができません。みんな、わからないのだと思います。

効用と毒性、メリットとデメリットを天秤にかけたり、コロナに感染する確率を計算したり、「みんなと同じことをするのが市民の務めだ」と言ってみたり、ワクチンパスポートのような社会的または経済的な効果について考えたりしている話を聞くことがあります。けれども、これらはみんな二次的なことであり、どうでもいいことです。

本当に考えたい大切なこととは、「ワクチンを打つことによって身体がどう変わってしまうのか」ということです。とはいえ、それは考えてもわからないことです。身体が変わることは今とは別の人になるということです。少女が、自分が母親になったときにどういうことを考えるのかをいくら想像しても、実際に母親になったときにはまったく別のことしか考えられないように、ワクチンで変わってしまった自分がどういう心を持つのかも考えることができないからです。

変わってしまった自分が何を考えるのかはわかりませんが、正しく物事を判断するために今の自分をよく見つめることはできます。頸椎が硬直していたり、みぞおちが固まっていて呼吸の浅い身体では正しい判断はできないものです。本来の自分の身体さえまだ知らないのに自分を変えてしまうことを考えるのは無謀です。

生理痛のひどい女子高生がいました。どうして自分には生理痛があるのか、どうすればいいのかもわからず鎮痛剤を使っていたのだけれど、だんだんそれも効かなくなってきて、痛みはひどくなっているように思えて、「もう、これしか方法はないのだ」と、ピルを服用して生理を止めてしまおうと考えていました。しかし、その女生徒の身体を観たらそんなにひどいものではなく、ちょっとだけ身体の調整をして、生活習慣の改善を指導して、部活動を少し変えてもらって、不安に思っていることを聞いてあげていたら数ヶ月で生理痛はなくなってしまいました。

不思議だったのは、「この程度の生理痛で思い詰めたようにピルを服用して生理を止めてしまうことなど、どうして考えたのだろうか」ということでした。よくよく訊いてみると、その生徒に生理を止めることを助言したのは学校の先生でした。そして、その女性教師から直接話を聞くことができて「なるほど」と思いました。その女性教師は自分自身がひどい生理痛だったのです。自分と同じように生理痛というハンディキャップを負ったために受験で男子生徒に後れを取ることがないように、生理痛の女子には生理を止めることを助言していたのでした。生理があることは女性が社会に出ていくときに不利になるとも考えているようでした。

こういう考えを持つに至ったこの女性の生理痛はかなりひどいようですが、それは生理痛のない身体、つまり女性本来の本当の身体をまだ知らないということです。そんな心身ともに健やかさを欠いているこの教師は女性の身体を自分がまだ何も知らないのに、女生徒の身体を自分と同じところに導こうとしていたのです。

生理で起こる骨盤の開閉運動は心の在り方そのものです。生理痛があることは、身体がまだ未熟で骨盤の開閉運動がうまくいっていないことであり、自分の心が素直に現れないことです。生理痛があるということは、何かを改善したり身体を整える必要があるということなのに、それをしないで薬で生理を止めてしまうというのが最近の流行です。

まだ生理痛がある時期に身体を整えることを選択した場合と生理を止めることを選択した場合では、将来の身体がずいぶん違ったものになっていくのは当たり前のことですが、どちらを選んだとしてもすぐには何も起こらず、変わってしまってから気がつくしかないものです。コロナウイルスのワクチンを打つことで自分の身体がどう変わっていくのか知らず、「でも、今のこの危機を乗り越えるにはもう、こうするしかないんだ」と思い詰めている人を見ると、この生理を止めようとしていた女性たちのことを思い出します。

人は科学の力を信じていますが、医療は身体の生命力を上げることさえできません。薬物治療を受けると病気は治るが生命力は落ちるという変なことが起きます。このことを医療を行う人がどうして疑問に思わないのかが不思議でなりません。

このことを考えるとき、僕は川の話を思い出します。

僕が子どもの頃、家の近くにきれいな川がありました。釣竿《つりざお》とバケツを持って毎日のように通っていました。川は水と陸と空が出会うところです。そのために生き物たちが集まります。川岸には葦や笹が生い茂り、木立ちには鳥たちが巣をかけ灌木《かんぼく》には小動物が隠れていました。生命の躍動感にあふれ、釣り人や川遊びの子どもたちの絶えない、生活に密着した川でした。

その川が護岸工事されました。洪水対策といって土手はコンクリートで塗り固められ、木はすべて切り倒され、葦の茂っていた水辺は土砂で埋め立てられて平らに固められました。川は元のように流れているのですが、木と土がなくなってしまったために吹いてくる風も変わってしまいました。生き物の気配は何もなくなり、鉄の柵が設けられて川の水に触れることさえできません。小学生の僕はオリに入れられた猿のように両手で鉄格子を握りしめながら、その隙間から川面を見つめて悔しさで震えていたことを今でも覚えています。立て札に書かれた「区民の皆さんのための憩いの広場を作りました」という言葉も忘れられません。

どうしてこんなことが起こるのだろうと思うのですが、「公共工事をするとお金が動くから」というようなことは置いといて、あの川と共にあった周辺住民の暮らしは無意識の風景であり、行政には洪水の危険性ばかり見えてしまったのかもしれません。あの工事をデザインした人は、地域に住む人たちが暮らしの中で川で何をしていたのかなんてきっと何も知らないのだろうなということは子どもにもわかりました。庶民の当たり前の日常生活というものは、当たり前すぎてそこに意味を見つけることはできずに忘れられてしまうのは、それが無意識の出来事だからです。

しかし、人間の生の大部分を占めるのは無意識の日常です。洪水という、あるかないかもわからない有事に備えるためにコンクリートで固められてしまったあの川のように、人間の身体も万が一に備えて心配ばかりしていたのでは、ありのままの自分を放棄して身体を人工的に変えていくことになってしまいます。

コロナウイルスに感染しないことを考えてワクチンを接種したために被害を受けてしまった人の変わってしまった身体を見たときに、僕はあの川を思い出します。ウイルスに感染しないために人体という自然を化学物質で変えてしまった身体は、洪水が起きないようにコンクリートで固められてしまった川のようです。そのとき「ワクチンもダム建設も公共事業だから同じだ」ということが思い浮かんでしまいますが、そんな行政の話ではなく、一人ひとりが自分の身体にそれを導いた心は、あるかどうかわからない有事に備えるために無意識の日常と身体を放擲して犠牲にしてしまったという点で同じです。

どちらを選択するのかは人それぞれだと言われそうですが、きちんと生きるとはどういうことかを考えると、不慮の死を警戒してビクビクしながら生きるより今日の日を精一杯生き切ることだとしか言えません。

第6章

本当の問題は何なのか

コロナ禍の背景

ＳＦ小説で使われるのだと思いますが、「ファーストコンタクト」という言葉がありま す。異星人と初めて接触するときのことで、意思疎通のできない未知のものを相手にしたときに人がまず考えることは、「いったいこいつらは敵なのか、それとも味方なのか」ということです。

どうしてそんなことを考えずにはいられないのかといえば、それがわからないと不安だからです。相手が味方だとわかれば安心して元の生活に戻ることができます。もしも敵ならば自分が生き残るために戦うことにエネルギーを優先的に回して、戦うことに集中できます。人は生き残るために昔からずっとそうやってきたので、知らなかったものが「敵なのか味方なのか」をまず考えずにはいられません。益虫と害虫、善玉菌と悪玉菌といったレッテルを貼って区別することができると相手が理解できたと思えて楽だからです。相手が敵なのか味方なのか。それさえわかれば、こちらの態度を決めることができます。話の通じない凶暴な相手ならば先制攻撃を仕掛け、友好関係を結べる相手ならば丁重に扱うということを選ぶことができます。

人類はこれまでも、相手が敵か味方かの判断を繰り返してきました。我が国の戦国武将たちも、誰を敵にして誰を味方とするかの判断に自分の生き残りを賭けていました。それは過去に地球上のどこの指導者もやってきたはずのことです。そこには正しい判断と間違った判断があったはずだし、もしかしたら、「こうだったらよかったのに」と思えるような世界が消えてなくなっていたのかもしれません。

私たちはその結果生き残って出来上がった現在しか知らないけれども、過去百年くらいはいろいろと映像や記録や記憶が残っていて思いを巡らすことができます。どの時代でも困難に遭うと人々は、正しい判断で民衆を導いてくれる強い指導者を求めました。その指導者の判断で泥沼の戦争状態に突入していった国もあるし、多くの人の心に残るような指導者の判断に導かれて最悪の事態を回避した国もあります。

米ソ冷戦の最中のキューバ危機でケネディ大統領は、「敵が核ミサイルを発射する前に先制攻撃を仕掛けないと手遅れになります」と助言する側近たちに囲まれながらも踏みとどまりました。ケネディのこの判断が世界規模の核戦争を回避させてくれたことは世界中の人が後になってから知るわけですが、このことが人々の記憶に残っているのは戦争を回避するに至った判断だったからです。指導者たちは戦争に勝つことを考えるものです。戦争を回避することを考えた指導者はあまりいないのです。戦争は起こるものです。それは生命の本性が他の命を取り込むことであることと関係があるのかもしれません。いさかいもなくなりません。しかし、スーパーコンピューターのアルゴリズムによって戦争は避けられないと判断されたとしても、戦争に勝つことを考えずに、戦争を避ける方法を見つけるまで苦渋を煮詰め続けるのが人のすべきことです。戦争に勝つことを考えたときがすべての終わりです。コロナウイルスが出現したときも同じことだったと思うのですが、ウイルス撲滅の方向に異議を唱えることもなく、どの国の首相も大統領も、ウイルスへの攻撃開始のボタンを何の躊躇《ちゅうちょ》もなく我先にと押してしまいました。非常にデリケートで重要な場面だったと思うのですが、こうして相手を敵とみなす心こそが戦争の始まりです。

2020年の最初の緊急事態宣言が出たときに、「これからは国民が一丸となってウイルスに打ち勝つまで戦い抜きましょう」と政治家が言っているのをラジオで聞いていて「どこかで聞いたことがあるな」と思い出したのは、第二次世界大戦中の日本人が「国民精神総動員」の旗の下に竹槍を持って戦闘訓練をしている姿です。

「今の消毒薬は、あの時の竹槍だ」と思いながら一億総玉砕という言葉を思い出してしまったのですが、それは、ウイルスを撲滅するつもりで自分の身の回りの生活環境の中に消毒薬を撒き続けている姿が、高射砲も届かない遥か上空から爆弾を落としてくるB29爆撃機に竹槍で立ち向かう訓練をしていた戦時中と、的の外れ方が似ていると思えたからでした。

今、政治家や世の中の指導的立場にいる人たちが希求しているものは、このコロナ禍という異常事態を一掃してしまうような特攻薬、じゃなかった特効薬でしょう。必ず効くワクチンとかが開発されれば世の中の混乱を収めて元の状態に戻して、今までと同じような生活や経済活動が続けられる。それを人類の勝利と呼ぼうとしているのでしょう。でも、「ここを凌げば」という考え方では本当の解決は遠のくばかりです。人類がこのまま自らの振る舞いを見直さなければウイルスは変異しながらコロナ禍は続くだけで、それがいつまでかと言えば、戦う気持ちがある限りずっと続くのだと思います。

一度敵とみなした相手との関係を改善することは容易ではありません。その関係に即した環境状況が出来上がってしまうからですが、敵対関係が続くことは、自分の生活がそれに縛られるということです。だから、初めて知る相手を敵だと決めつけるのは慎重でなければなりません。

相手を敵だと決めれば戦いが始まります。戦争を始めるということは、自分たちの生活の場が戦場になるということです。マスクをしなければならず、身の回りを消毒しなければならず、警戒心を解くことは許されず、他人を疑って、子どもを保育園に入れたりレストランに行くのにも証明書やパスポートが必要なのはもはや戦場です。銃を手に取って敵と戦う形の戦争のことでなく、人の心が戦争の中にあるということです。

コロナウイルス感染対策が戦時と似ているなと思うことはもう一つあります。

戦時中は、「鬼畜米英」という言葉を使って敵国の人を憎むように指導されていました。そして、敵国を倒すことができたときにこのつらい戦争が終わるのだと信じていました。原爆が使用され、日本は米国に降伏して戦争は終わりましたが、本当に戦争が終わったのは、敵だと思っていたお互いの国の人々が本当は敵ではなかったということがわかったときだったはずです。

ウイルスを撲滅できないことは誰もがわかっているはずです。コロナウイルスが敵だと決めたときからコロナ禍は始まりました。だからコロナ禍が終わるのは、コロナウイルスを撲滅できたときではなく、ウイルスが敵ではなかったということに気がついたときなのです。

敵か味方かを断定する前に知っておかなければならないことがあります。敵か味方かを考える元になっているのは、自分にとって有害か無害か、有益か無益かということです。それは自分たちにとっての都合であり、意識が生み出した産物です。なんであれ、人間は自分の都合というフィルターを通して意識に投影されたものを相手の姿だと思って見てしまいますが、それは相手の「ありのままの自然な姿」とはだいぶ違います。

雑草という言葉があります。しかし雑草という植物はありません。それは人間にとって無要無益、もしくはまだ有用性が見つけられていないということだけで、当たり前ですが、雑草という本質を持つ植物はありません。「食用になる」「薬草になる」「毒草だ」「ただの雑草」これらはすべて人間の都合で意識が作り出す分類です。そういう理性で判別しているうちは、「ありのままの自然な姿」という相手の本質は見えてきません。

コロナウイルスに関してもそれは同じです。人に健康被害を与えているといって先行してしまったのは恐怖です。恐怖があっては、人は起きていることを正しく見ることはできません。それから、コロナウイルスによって影響を受けているのは、なんといっても経済活動ですが、経済が復興することがコロナ禍の解決だと思ってしまうとコロナウイルスはわからないままです。それらはすべて意識が生み出した架空の産物です。つまり、本当のコロナウイルスは、人間の意識的活動が生み出したコロナ禍という騒ぎとはなんの関係もないところに存在し続けているということです。

それでは、意識で認識するのではなく、ありのままのコロナウイルスとは何かをわかろうとするなら、どうすればいいのでしょうか。それには、何もしないことです。何も考えず、何も抵抗しないでウイルスが好き勝手に振る舞って過ぎ去った後で、残された人類の身体がどうなっているかを見ることでコロナウイルスがなんだったのかがわかります。それは、すぐにわかるかもしれないし、何世代もかかるかもしれません。非現実的で滑稽な話だと思われると思いますが、そう思ってしまうことこそが意識です。意識が「そんなことはできない」といくら思っていても、現実は意識とは関係のないところで進行していきますし、過去からのウイルスとの関係の結果はすでに出てしまっています。人類は数千年、数万年の時間をかけてウイルスとの関係を続けてきたわけで、その結果がいまの私たちのこの身体でありこの地球だからです。

いまの地球から、人類が環境と生き物たちに与えてしまった影響と、人工物に被覆された部分を取り去った世界を想像してみてください。それが本来のありのままの自然です。そして、そこに生きている人類から、悩みごとや、争いごとや、こうすればもっと良くなると考えてやっている意識的な活動を取り去ったものが、ありのままの自然な私たちの姿です。

数万年かかってたどり着いた現代の私たちの身体をあらためて眺め回してみると、その様子を神秘的だと思う人はいても、残念な結果だと思う人はいないはずです。その素晴らしさを表現しようとすれば、「神が導いてくれた奇跡」などという大げさ過ぎるものにどうしてもなってしまうのは、意識の及ばぬ領域で起きたことだからです。それは人がウイルスと戦ったから勝ち得られたものではなくて、太古の昔から、あらゆるウイルスが好き勝手に働いた結果の世界です。

無意識は長い時間でものを考えますから、人間の身体は本当はそのことをわかっていてウイルスを受け入れてさえいるのですが、意識の方は刹那的なことばかりに目がいってしまいます。それでも人類はウイルスを敵としたことはなかったのに、この百年間は人類史上で初のウイルスを敵とした戦いが始まっています。その理由は、科学が進歩したおかげで、人類が初めてウイルスと戦うための化学薬品という武器を手に入れたからです。

武器を手に入れて、戦うことができるようになったから「敵なのか味方なのか」という判断が必要になったわけです。それは、人類が戦争を愚行と知りながら回避できない経緯とまったく同じです。そして、敵と決めたときから関心ごとは武器の使い方のほうに移ります。現代の戦争では核兵器を使うかどうかの判断であり、いまのコロナ禍では我が身にワクチンを打つかどうかの判断です。「本当は自分の身体に化学物質を入れたくはないのだけれど、人とも会わなくちゃならないし、さんざん悩んだけれど、ワクチンを打つことに決めました」と話してくれる人の、決心に至るまでの逡巡《しゅんじゅん》や葛藤を聞いていると、米ソ冷戦時代のキューバ危機で側近に核攻撃を進言されて苦悩しているケネディ大統領のようです（ケネディは核の発射ボタンは押しませんでしたが）。

過去の数百年は世界中で戦争の絶えなかった時代でした。戦争が始まれば国中の意識は戦う現場である戦場のほうにその関心を移してしまいますが、国民総体の実体は、無意識の銃後に残された女性と子どもたちのほうにあります。前線の兵士たちには、「銃後の家族と同胞を守るため」ということにしか敵に銃を向ける理由は見つけられなかったと思うのですが、戦争末期の日本軍は一億総玉砕といって、戦いをするために国民に犠牲を強いたわけです。これは本末転倒であり、本来の目的を忘れて手段が暴走してしまった誤りですが、意識は無意識の自分を忘れてこれをしてしまいがちなのです。

戦後の日本では、「戦時中の苦しさを忘れるな」と言いながら団塊の世代は経済活動にいそしんできて、それは1990年頃のバブル景気に結実しました。当時の流行語にもなった「24時間戦えますか」という栄養ドリンクのCMがありましたが、それはジョークではなくて、その時代の企業戦士たちを包んでいた空気でした。家族を忘れて仕事に没頭することが家族を養い守ることなのだというすり替えられた勘違いが公然と起こり、日本人はまたも銃後を忘れました。それは、自分の人生においても、「働いて稼ぐこと」という意識の手段が、「ただ生きること」という無意識の目的を平気で置き去りにする時代の始まりでした。バブル景気は一瞬で消えましたが、そこからより強大な経済のグローバル化が始まり、資本主義社会において勝ち組になるか負け組になるかという競争をすることに戦争は姿を変えました。手段しか見えなくなって本来の生きる目的がわからなくなってしまっているという過ちは、世相の背後で変わらず繰り返されていることです。

これがコロナ禍を迎えるまでの時代背景ですが、コロナ禍が始まってからのこの三年間にやってきた対策を見ると、アルコール消毒、ロックダウン、ディスタンス、隔離、ワクチン接種などと、どれもコロナウイルスを有害である、敵であると決めてしまった上でのことでした。

敵であるかどうかという断定は重大なことなので、もっと慎重に時間をかけて考えなければならないことなはずですが、コロナウイルスが発見されたと同時というか、自動的に当たり前のように敵であることが決まってしまっていたようです。

これは、過去百年間の抗生物質の発見、鎮痛解熱剤、その他医薬品の開発で、医療が急速かつ飛躍的に発展進歩の真っ最中であるためと思われます。人類は太古の昔から天然由来の生薬に症状を鎮めるものを探し求めてきましたが、この百年間の化学物質由来の医薬品の進化は飛躍的で、その効果は昔の呪術師や魔法使いたちが使っていたものとは比べものになりません。人類を長いこと苦しめてきた病気や症状に対して現代医療は連戦連勝、敵なしの勢いです。しかし、私たちがここで肝に銘じておかなければならないことは、人類とウイルスとのつながりと関係は数万年にも及ぶのに、医薬品の歴史はまだ百年にも満たないということです。コロナウイルスに至ってはまだ数年しか経過観察がなく、断定するのに足る証拠が揃っていないのに、それにしては攻撃する武器が強力すぎるのではないかということです。

それは例えるならば子どものケンカです。ケンカは昔から子どもたちにとって大切な学びの機会でした。子どもは殴ったり殴られたりすることで、自分がされたら嫌なことや相手にしてはいけないことを知って覚えました。しかし、それには素手で殴り合うのが暗黙のルールです。ケンカに刃物や武器を持ち込めば、それは卑怯な行為として周りの大人や仲間たちから制裁を受けることになります。年長者が、ケンカは悪いこととしながら、素手で立ち向かうことを「正々堂々」と言ったのは、それによって人としての成長が見込まれるために許したのです。

ところが現代人は、このような民族の財産ともいうべき知恵を時代遅れといって打ち捨てて、代わりにもっと個人的な利益を追求する合理的な価値観に移行しています。

コロナウイルス対策にしても、身の回りに消毒薬を撒いてウイルスや細菌を一掃し、その上我が身にワクチンを打っている姿を見ると、それは、まだケンカの仕方も、していいこととしてはいけないことも知らない未熟で無垢な少年が、ケンカにピストルを持ちだして相手を撃って「やっつけたぞ」と言っている感じです。そこには、理解も成長もありません。ケンカのたびに銃を持ち出せば敵なしですが、彼を待っているのは仲間からの孤立と社会からの制裁です。

人類もまた同じように、科学の目でものを見始めて間もない未熟な存在です。そして未熟な子どもと同じように自分の未熟さを認めることがまだできません。自我の制御もできずに資本主義は暴走したままだし、自然界の理解も「知っていることしかわかっていない」というレベルなのに、その割には使っている武器が強力すぎるのではないかということです。人類にとって都合の悪いことをすべて化学薬品で解決しようとすると、その先に待っているのは自然界からの孤立です。

それは人類の生存条件が自然界から外れていってしまうことであり、空気や水や太陽光といった当たり前にあったはずのものを自然界から受け取れなくなってしまうことです。

人類が自然界から孤立する方向に向かって二つのことが別々に進行しています。

一つは自然環境の破壊や汚染ですが、このことの解決方法ははっきりしていて、経済成長を止めることしかありません。今の地球の姿を見てそれを思わない人はいないと思うのですが、科学が進歩することで望ましい地球環境が実現されると信じている人は多く存在しています。

しかし、人は自然界を操作することはできますが、自然界のものを創りだすことは何一つできません。人が何も創りださなくても人類に必要なものはすべて元からあったことに気づかせてくれることが科学の本当の役割であることに気づくのは、まだずっと先のことです。

人類が孤立する理由の二つ目は、人類が自らの身体をコントロールしすぎたことで、今まで自然界が与えてくれていたものを受け取れなくなってしまうことです。

地球は太古の昔から環境を変え続けてきました。植物が地球を覆いつくすほど繁茂し始めたとき、多くの生き物たちにとって酸素は使いようのない毒素でしたが、植物の吐く酸素で大気中の組成が変わったことに合わせて生き物たちも酸素を使って生きるようにその身体を変えました。そうやって、地球上に存在するあらゆるものの中を何かが通過し、生き物たちはお互いに関係を探り合って自らを変えることで生存条件を作り上げるように変化し続けてきました。

人間にとっていちばん必要な太陽光や水や空気といったものが自然界には当たり前に存在し、気温や湿度や気候が人類にとって最適のものであるのは、神がそのように世界を創ったからではなく、奇跡でも偶然でもありません。すべての生き物が自らの身体を、変化する環境に合わせるように変え続けてきた結果です。気候が変動したり環境が変われば生き物はそれまでの身体を壊して順応してきたわけです。その壊す役割がウイルスであり、再生させるのは自然界の力であり、その結果が自然界からの恵みを受け取れるように環境に合わせて変化した身体でした。

それは、何千年に一度の気候の大変動に対する順応のことではなく、季節の変化や、朝晩の気温差に身体のほうが順応するようなことの積み重ねのことです。しかし、人類はこの百年で自らの身体が自然界の変化に従うことをやめ、神になったつもりで自然界の方をコントロールし始めました。これを解決だと思って続けていくと、遠い将来に、人間の身体と自然界との乖離は避けられません。

21世紀の人類は、自分たちは神ではなく、ピストルを持った少年だということに気がつくべきです。思春期のように危険な時期に必要なのは、もっと強い武器ではなくて、起きていることを受け入れながらジッと耐えることでもたらされる精神的な成長を待つことです。そうでないと、自然界との関係を失って、人は自然界の与えてくれるものが受け取れない身体になっていきます。

現代に生きる私たちは、この数十年でボトルに入った水を買って飲むことに疑問を感じないようになってしまいました。このまま行くと将来は呼吸をするのにもカプセルに入った空気を買うようになるのかもしれません。こんなことを現代人に言っても耳を貸してくれる人はいないと思いますが、百年前の人たちに、「プラスチックボトルに入った水をお金を出して飲むようになる」と言っても誰も信じなかったと思います。そして今から百年後には、「昔の人は川や井戸の水をそのまま飲んでいた」と言っても誰も信じない世界になっているのかもしれません。

科学と資本主義が手をたずさえて導こうとしている将来の社会が素晴らしいものだと思っている人たちは、「環境汚染は科学の進歩が解決してくれる」と思っているようなのですが、僕が言っているのは、人間の身体のほうが清浄な水や清浄な空気を受け取れないようになってしまうことで、その兆しはもうすでに現れています。

拒食症の人は、ある日から突然、食べ物を受け取れなくなりました。喘息《ぜんそく》の発作が起きれば空気は身の回りにたくさんあるのに受け取れません。その他もろもろのアレルギー症状は自然界のものと自分の身体が同化することができずに拒絶してしまうことです。拒絶は自然界の方から起きたのではありません。それらはたいてい薬などで自然界との同化作業を中断した経験から引き起こされています。これらは皆、自然界との気の交換を断ち切ったことで起きています。目に見える（検査などで認識できる）表面的な症状はさまざまですが、それらの身体に共通して起きていることは、自然界と交換していたはずの気の流れが止まっているということです。

僕たちは、健康指導を目的に、整体というボディワークの現場で人の身体の気の流れを観ています。身体の中を気が巡っていくために大切なことは、気を捨てるということです。古い気を捨てるから新しい気が入ってきて巡ります。それには自分の気を受け取ってくれるものがないと捨てることはできません。受け取ってくれるのは自然界か、他の誰かです。愛憎の形で自分の気を受け取ってくれるのは人間関係ですが、生命活動の代謝の形で受け取ってくれるのは自然界です。

化学薬品が発明されて約百年です。それ以来、人は自然界との気の交流を失い続けています。薬を毛嫌いして避けている人たちは、「自然な存在である自分の肉体に化学物質を取り込みたくない」と思っています。しかし、僕が言いたいのは、薬で症状を止めてばかりいると、身体が反応しなくなって自然界との気の交流を失ってしまうということです。

この数十年で急増しているのは、アレルギーや喘息に代表されるような、過去になかった、実体のよくわからない病気と、心の不安が関係している症状です。これらの病気は表面的な姿が他のものに化けやすく、症状だけを見てしまうと問題の所在がよくわからなくなってしまいますが、その身体の気の流れを観れば深刻なほど自然界と断絶しています。自然と隔絶されて孤立することは自分の中心が危うくなることです。自分を見失ったそのような状態で、精神障害や依存症、家庭崩壊、自殺が急増の傾向にあるのは当たり前のことです。私たちの社会の中でこういった人たちが急増していることを疑う人はいないと思いますが、その対策といえば薬で症状を止めることが主流です。薬で症状を抑え込むことが気の流れを止めてしまうのだということに気がつくまで、この傾向は変わらないのではないでしょうか。

現在のコロナ感染対策を「やりすぎではないか」「ウイルスは敵ではないのではないか」「もっと他にいい方法があるのではないだろうか」と考えている人たちは少なからず存在

していますが、それらの声はあまり世間の表面で聞かれることはありません。

その理由を僕は、世間から迫害されることを恐れているせいだと思っていました。僕の妻の祖父は戦時中に戦争に異を唱えたので憲兵に捕まって投獄されていました。コロナ感染対策に異を唱えても同じような目に遭いそうなので、それを恐れて何も言わないのかと思っていましたが、そうではなく、生き物の本能として無意識で感知していることなので、なかなか言葉になっていないだけで、ウイルスが敵ではないことは、本当はみんながわかっているのだと思うようになりました。何やら「裸の王様」みたいな話ですが。

「いや、そんなことはない。コロナウイルスが脅威なのは科学的事実だ」という意見が世間をリードしていますがそれこそが意識です。意識がコロナを脅威だと思い、無意識はウイルスが敵ではないことをわかっています。

「いや、そんなことはない。意識も無意識もない。コロナウイルスが脅威なのは科学的に証明された完全に客観的な事実だ」という意見もありますがそれも違います。科学的証明に必要な研究には資金が必要で、そこには出資者の思惑が作用してしまいます。遺伝子操作の研究に資金が集まるのは見返りが期待できるからです。人道的な立場からの声を聞いて「遺伝子操作をしてはいけないのではないか」という研究をしたいと思っても研究資金を集めるのは困難です。そこには見返りが期待できないからです。資金はそれを増殖させるものにしか流れません。だから科学的根拠とか実証といって語られる科学的事実のひとつひとつは事実ですが、その事実の集合体で語られる物語は現実とはズレています。そこには偏った方向性への誘導があります。それを誘導しているのは、資本主義の無意識というべきものであり、つまりコロナ禍と資本主義は無関係ではありません。

資本主義は欲を満たしてくれるし、夢をかなえてくれます。だから、世界が良くなっていくように見えてしまいます。しかし、現代では良さそうに見えてしまうものが怪しいのです。資本主義の無意識が招こうとしているのは、あまり良い世界ではないことにそろそろ気づくべき時期なのではないでしょうか。

コロナウイルスが敵でなかったとしたらもたらされる未来についてあまり考えることもなく、2020年のファーストコンタクトで戦争を選んでしまったことで導かれる未来の姿があります。それは当然、人工的な環境への移行と社会システム全体のデジタル化の加速です。

他人とのコミュニケーションのIT化、医療現場をはじめとする職場へのAIの進出、人体への過剰な薬物投与や遺伝子操作は当たり前になっていくことなどが予想されます。それは人間的な生活の細部への介入です。デジタル化やAI技術がダメだというのではありません。これらの技術は本来、人間の生活を助け、人間性が豊かになっていくために補助してくれるはずのものです。だから、人間の身体への影響や変化を見ながらゆっくりと時間をかけてデザインされていくべきものなのに、人間を疑ったり管理したり監視する方向へ偏りはじめているということです。

テクノロジーに頼って自分の命を管理してもらうような、人工的で味気ないプラスチック臭しかしない世界はまっぴらゴメンだと僕は思うのですが、これが人類の未来の理想的な姿だと考えるのが世界中で起きている大きな流れですから、簡単には止まりそうもありません。

それはコロナウイルスが出現する前から予定されていた方向であり、コロナウイルスがそれにうまく乗っかって利用されているだけのようにも思えます。

本当は、世界中がその方向に進んでしまうことに水を差すためにコロナウイルスが出現したのではないかと考えるのが人間らしい考え方だと思うのですが、いずれにせよ、コロナウイルスへの対応の仕方を、「本当に敵なのか」とファーストコンタクトの段階で考えることは、人類と世界の将来をどう選んで創っていくかということに直結している問題です。

あとがき

この本に書いてある内容は、もともとは僕の整体道場の会員さん向けに毎月書いていたお便りの中からコロナウイルス問題に関する話を抜粋してまとめて書き直したものです。『コロナウイルスは本当に敵なのか』というタイトルもそうですが、改めて戦争の話が多いなと思いました。コロナ禍の始まった2020年に書いたものは太平洋戦争やキューバ危機の話になっていますが、2022年にロシアのウクライナ侵攻が始まってからの世界中の国々の反応を見ていると、コロナ禍の中でのウイルス感染対策はやっぱり戦争に似ていると思ってしまいます。

ウクライナを支援するという目的で他国から兵器が送り込まれてウクライナの地で戦火が拡大していく様子は、コロナウイルスを撲滅するために人体を戦場にしてワクチンを投入している様子と酷似しています。どちらにも戦争に突入していく同じロジックが働いているように思えますが、困ったことはそれらが他国を救うためや感染から他人を守るためといった善意や利他的な心が動機となって拡大していることです。しかし、平和を求めて武器を使って戦争に勝とうとする心と、菌やウイルスを排除するために人体に化学薬品を使う心は同じものです。

僕は2011年の東日本大震災の後の原発反対デモに参加している人たちに、「原発に反対なら、まずは自分や子どもの身体にワクチンやステロイドなどの薬品を使うことを止めてはどうか」と話していたのですが、「それが何の関係があるのですか」と相手にしてもらえないことがほとんどでした。でも、現在のコロナ禍の中で軍備増強の方向に舵を取り始めた我が国にあって、「一人ひとりが我が身にワクチンを打たないことが憲法9条を守ること」という話はこれから理解されていくことだと思っています。

ガンジー的な無抵抗主義は現実の敵の前では実現不可能だと思っている人たちは、無為とは何もしないことだと思っていますが、そうではありません。コロナ禍の中にあっての無抵抗主義は、一人ひとりが深く意味を理解した上で貫くのなら大きな力となっていきます。それは敵に勝つ強さではなく、敵が敵でなくなるという自らの変化のことです。

世界中が二極化してしまっているのは人が二元論で物事を考えてしまうからですが、分断して行き詰まってしまうことは文明の末期状態であるということよりも融合して理解しあう時期が来たと考えるべきでしょう。

「戦争をするかしないか」「身体に薬物を使うのか使わないのか」という議論は右派と左

派の対立という分断を産むものですが、溝の反対側の人たちのことを悪くいっているうちは解決はありません。解決は、「こんな余計なことは何も必要なかったのだ」と気がつくことしかありません。そのための方法がコロナ禍の中にあって昔からどこの家庭でもやっていた風邪を経過させるための手当て法を思い出すことです。病院は感染患者を集めるので感染対策をしないわけにはいきませんが、家庭で家族の手当てを受けてコロナや風邪を経過すると、戦争をしなくていいことがわかります。

2020年はまだ世界中で恐怖が暴走していたので、このようなことを言ったり書いたりすることには危険を感じることもありました。しかし、あれから三年が経って、もうそろそろこのようなことを外に向かって言ってみて、世間の批判を聞いてみる時期なのではないかと思うようになりました。それは、2023年以降もこのような話に耳を閉ざして、まだ初期と同じ対策をしているのだったらそれは出口がないのだと思ってしまうからです。

最後になりましたが、人目をはばかるように書いていたこのような話をまとめて書籍にしてくれた小埼友加さんに感謝しています。それから、いつも女性的で本能的な視座から導いてくれている安井州子に感謝の意を書いておきます。

2022年12月28日
高麗川の自宅道場にて、
すべての原稿を書き終えたのでホッとしたのか、久しぶりの高熱を出しながら

安井 誠

安井 誠　やすい　まこと
1963年東京生まれ。
「自然健康道場 安井整体」主宰。
著書に『野口整体でみる心と体　愉気便り１』（ヒカルランド）がある。

自然健康道場　安井整体
https://www.yasuiseitai.jp

コロナウイルスは本当に敵なのか

身体を人工化するのではなく、自然回帰の方向に解決するための思考法

第一刷　2023年1月31日

著者　安井　誠

発行人　石井健資
発行所　株式会社ヒカルランド
〒162-0821　東京都新宿区津久戸町3-11　TH1ビル6F
電話　03-6265-0852　ファックス　03-6265-0853
http://www.hikaruland.co.jp　info@hikaruland.co.jp
振替　00180-8-496587
本文・カバー・製本　中央精版印刷株式会社
DTP　株式会社キャップス
編集担当　小塙友加

ISBN978-4-86742-216-8

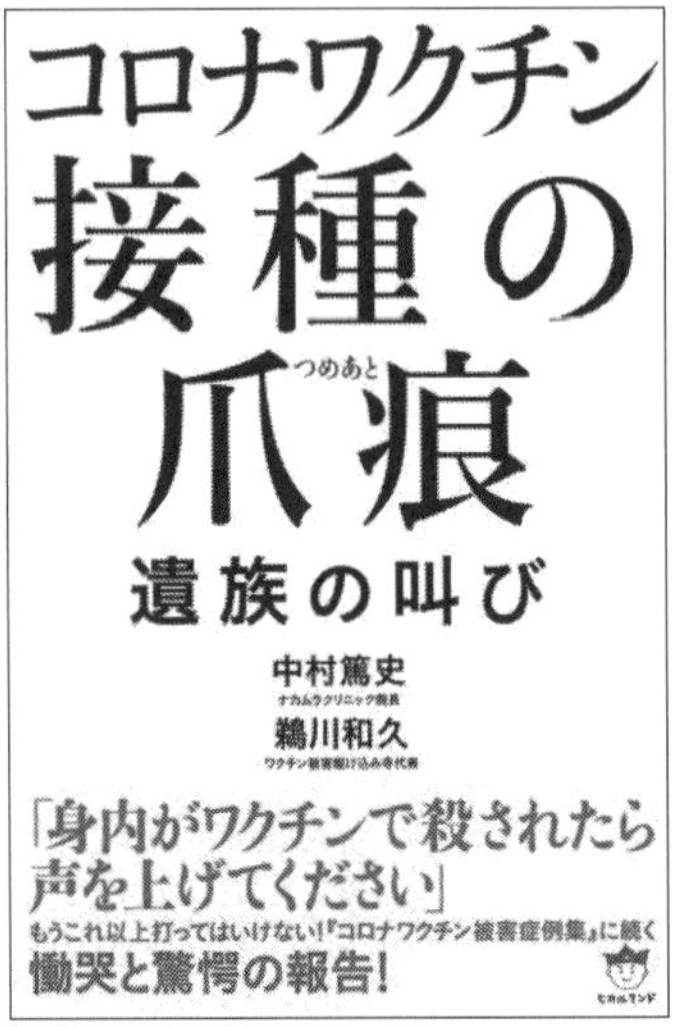

コロナワクチン 接種の爪痕《つめあと》～遺族の叫び
著者：中村篤史／鵜川和久
四六ソフト　本体 1,200円+税

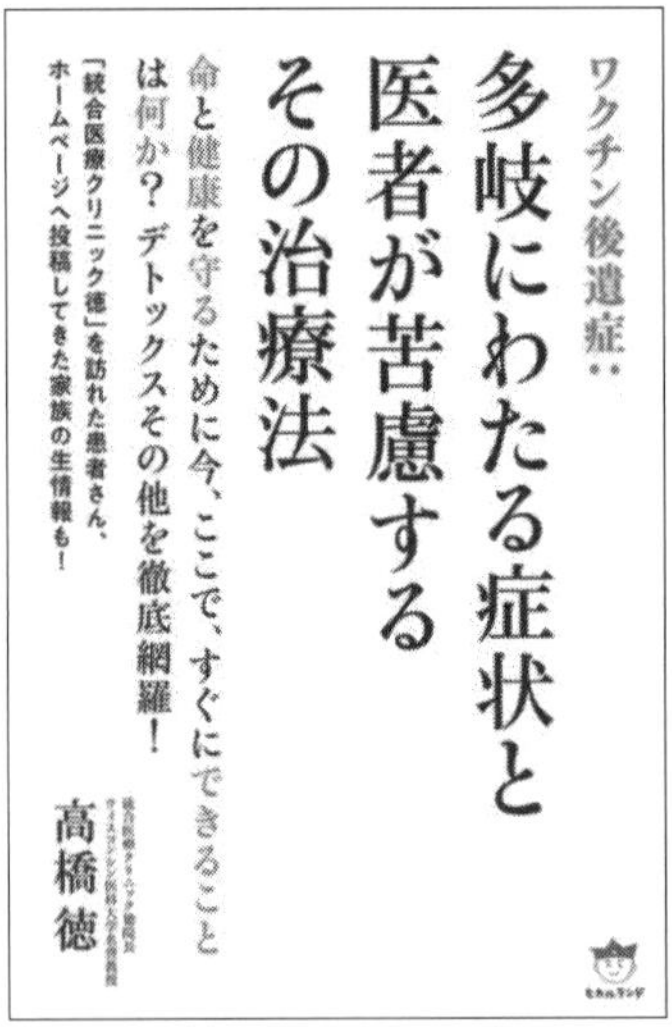

ワクチン後遺症：多岐にわたる症状と医者が苦慮するその治療法
著者：高橋 徳
四六ソフト　本体 1,600円+税

ヒカルランド　好評既刊！

地上の星☆ヒカルランド　銀河より届く愛と叡智の宅配便

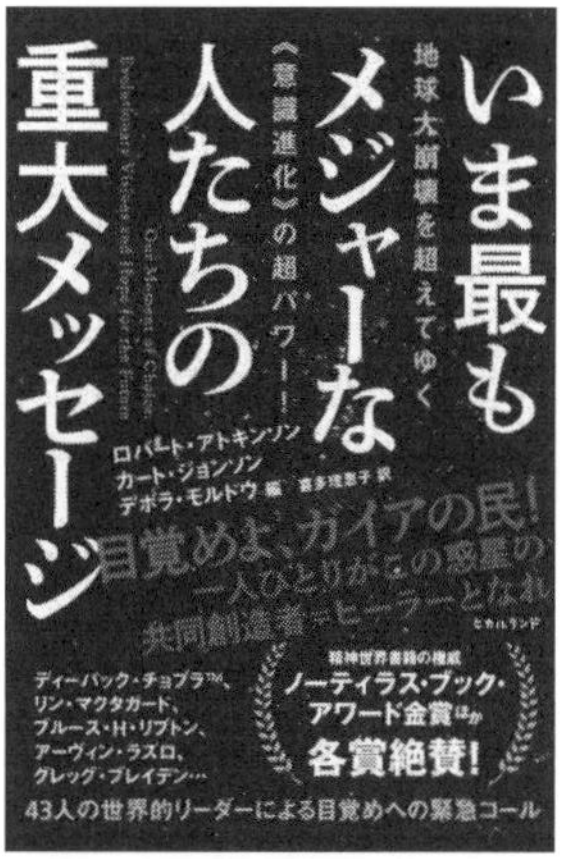

いま最もメジャーな人たちの重大メッセージ
著者：ロバート・アトキンソン／カート・ジョンソン／デボラ・モルダウ
訳者：喜多理恵子
四六ソフト　本体 3,000円+税

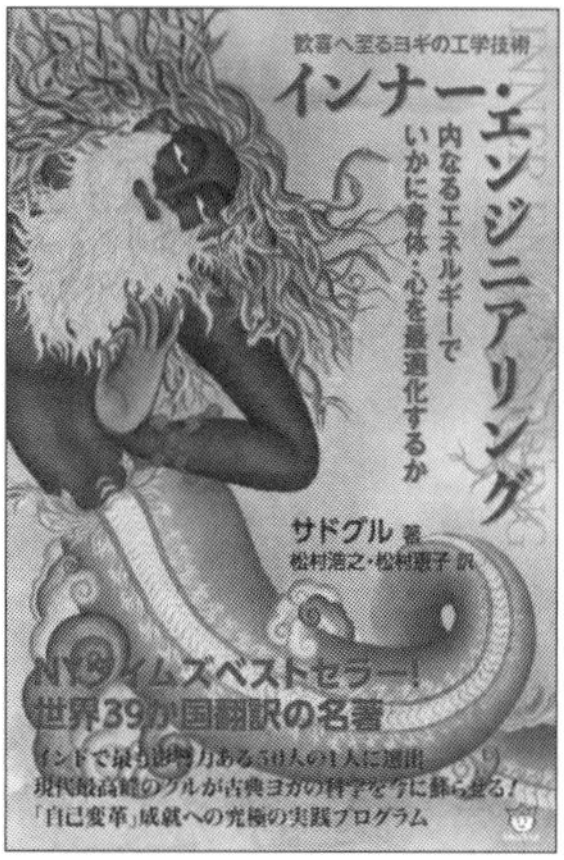

インナー・エンジニアリング
著者：サドグル
訳者：松村浩之／松村恵子
四六ハード　本体 2,200円+税

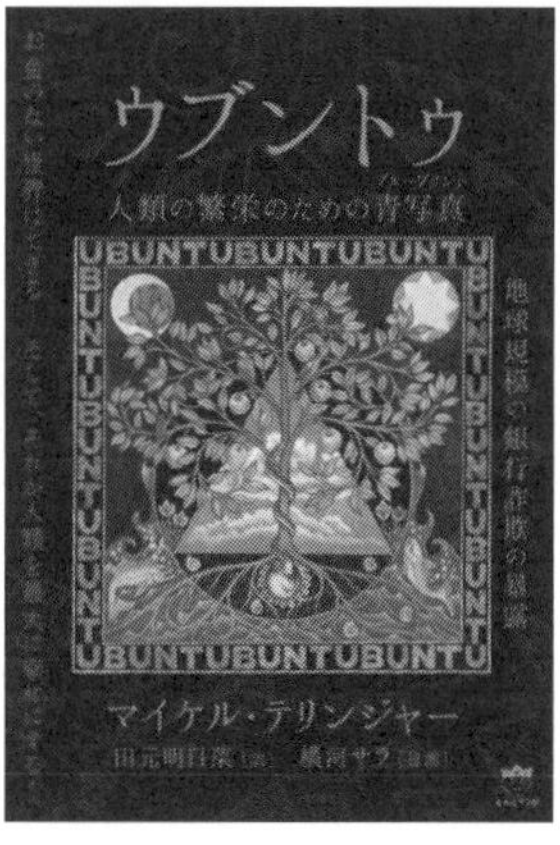

ウブントゥ
著者：マイケル・テリンジャー
訳者：田元明日菜
推薦：横河サラ
Ａ５ソフト　本体 2,500円+税

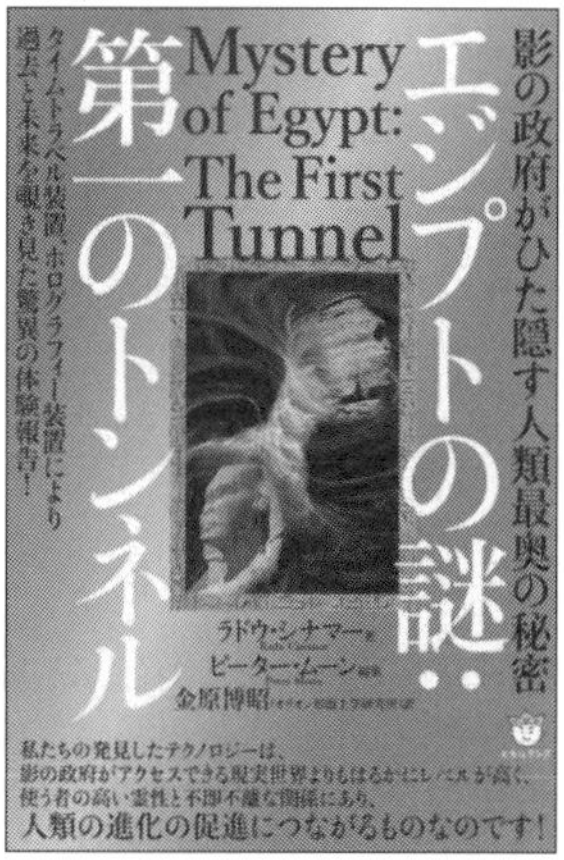

エジプトの謎：第一のトンネル
著者：ラドウ・シナマー
編集：ピーター・ムーン
訳者：金原博昭
四六ソフト　本体 3,000円+税

自然の中にいるような心地よさと開放感が
あなたにキセキを起こします

神楽坂ヒカルランドみらくるの1階は、自然の生命活性エネルギーと肉体との交流を目的に創られた、奇跡の杉の空間です。私たちの生活の周りには多くの木材が使われていますが、そのどれもが高温乾燥・薬剤塗布により微生物がいなくなった、本来もっているはずの薬効を封じられているものばかりです。神楽坂ヒカルランドみらくるの床、壁などの内装に使用しているのは、すべて45℃のほどよい環境でやさしくじっくり乾燥させた日本の杉材。しかもこの乾燥室さえも木材で作られた特別なものです。水分だけがなくなった杉材の中では、微生物や酵素が生きています。さらに、室内の冷暖房には従来のエアコンとはまったく異なるコンセプトで作られた特製の光冷暖房機を採用しています。この光冷暖は部屋全体に施された漆喰との共鳴反応によって、自然そのもののような心地よさを再現。森林浴をしているような開放感に包まれます。

みらくるな変化を起こす施術やイベントが
自由なあなたへと解放します

ヒカルランドで出版された著者の先生方やご縁のあった先生方のセッションが受けられる、お話が聞けるイベントを不定期開催しています。カラダとココロ、そして魂と向き合い、解放される、かけがえのない時間です。詳細はホームページ、またはメールマガジン、SNSなどでお知らせします。

神楽坂ヒカルランド　みらくる　Shopping & Healing
〒162-0805　東京都新宿区矢来町111番地
地下鉄東西線神楽坂駅２番出口より徒歩２分
TEL：03-5579-8948　メール：info@hikarulandmarket.com
不定休（営業日はホームページをご確認ください）
営業時間11：00〜18：00（イベント開催時など、営業時間が変更になる場合があります。）
※ Healing メニューは予約制。事前のお申込みが必要となります。
ホームページ：http://kagurazakamiracle.com/

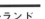

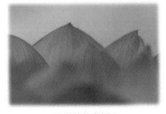